Published by

PAGES PLANET PUBLISHING

Email: pagesplanetpublishing@gmail.com

For details or inquiries, please reach out to the publisher at the email above.

First published by Pages Planet Publishing in 2024

À MARINETTE

I

MONSIEUR VERNET

C'est un homme de quarante ans, un peu raide et lourd, convenablement vêtu. On sent qu'il n'a pas lui-même soin de sa personne, qu'il ne s'habille pas seul. Madame Vernet le boutonne, l'épingle, le peigne. Rarement un jour se passe sans que la raie, droite et pure, se défasse, et que la cravate remonte. Mais Monsieur Vernet est incapable de «revenir sur sa toilette», et il semble, pour cette raison, plus distingué le matin que le soir.

Le peu qu'il montre de ses yeux est d'un bleu tendre. Ses paupières pesantes jouent mal, constamment presque fermées. Il est obligé de lever la tête, de la pencher en arrière, comme les gens qui regardent par-dessous leurs lunettes. Je le dis sans malice, la forme de ces yeux rappelle quelque chose de déjà observé aux yeux des porcs.

En omnibus, Monsieur Vernet se met de préférence au fond et regarde les derrières des chevaux lourdement secoués. «Le pavé de Paris use les meilleures bêtes.» Suivant les recommandations du préfet de police, Monsieur Vernet ne descend pas de voiture avant qu'elle ne soit immobile. Mais une fausse honte, bien excusable chez un homme, l'empêche de «demander le cordon» au conducteur pour lui seul: il attend qu'une dame fasse arrêter, et profite de l'occasion. Sinon, il s'entête, dépasse le but, va jusqu'à la station prochaine et retourne sur ses pas.

II

DE LA PRUDENCE

Oh! je me tiens sur mes gardes. Une récente aventure m'a rendu sévère. Je viens de «quitter» certaine famille honorable que j'aimais beaucoup, un peu trop, et je frissonne au souvenir de l'outrage. Je ne me livrerai pas sans défiance. Il faut que, plus tard, si l'aventure tourne mal, je puisse dire, hautain et bref, à cet homme:

—«Ne vous souvient-il pas, Monsieur, que vous avez été le premier à me tendre la main?»

À ses reproches, je répondrai:

—«C'est vous qui m'avez cherché!»

Dès qu'on nous embrasse, il est bon de prévoir, tout de suite, l'instant où nous serons giflés.

Je l'épie et le vois venir.

Ce n'est d'abord, entre nous, qu'un échange de nos deux cartes:

Monsieur Vernet me regarde:

—«Est-ce tout?»

—«Oui, dis-je, j'ai jeté négligemment mon nom à la corne du carton, en signature. Au-dessus je puis écrire quelques lignes: c'est commode.»

Monsieur Vernet sourit et dit:

—«J'aime tout ce qui est original!»

Mais, par politesse ou indifférence, il ne réclame pas d'autre renseignement.

Nous nous saluons et nos chapeaux se bossellent au plafond de l'omnibus.

III

BOUTON PAR BOUTON

À chaque rencontre, comme on reprend aux dernières mailles une dentelle interrompue, la conversation nouvelle se raccroche aux derniers mots de la précédente. Expérimentés, nous n'allons pas vite. Une fois, Monsieur Vernet dit son âge; une autre fois, le chiffre de ses appointements: 15,000 francs. De plus, il est intéressé dans les affaires. Elles vont bien. Mais «ce qu'il y a d'agréable» c'est qu'il a droit à deux mois de congé par an. Lentement, je reconstruis sa vie. Aujourd'hui il m'apprend le petit nom de sa femme: Blanche. Elle a oublié de lui changer ses manchettes. Il serait plus expansif si j'étais moins discret. Mais je n'ai pas l'habitude de me jeter à la tête des gens.

Je ne le fais que par exception.

Tantôt, obstinément silencieux, j'affecte de ne rien entendre; tantôt je coupe net une confidence, en toussant.

Si Monsieur Vernet me demande:

—«Vous avez sans doute quelque emploi?»

je réponds:

—«C'est peu de chose: j'élève trois petits lapins.»

Monsieur Vernet feint de comprendre, «puisqu'il aime tout ce qui est original».

—«Et vos petits lapins vont bien?»

—«Ils sont charmants et forment un triple étage. L'aîné a la tête de plus que le cadet, le cadet la tête de plus que le troisième. On me les prête tous les matins.»

—«Je vois: vous êtes professeur libre.»

—«Oh! tout à fait libre. Les pauvres petits et moi, nous nous sommes bien ennuyés ensemble. Mais il faut aider ma famille à me faire vivre. Voilà qu'ils sont à point pour entrer au lycée. Quel dommage! j'avais comme vous deux mois de congé, et, en outre, toutes mes soirées à moi, ce qui me permettait de travailler.»

Je répète le mot «travailler» en exagérant la voix et le geste. L'heure est-elle venue de dire à quoi?

IV

ENCORE UN HOMME DE LETTRES

Monsieur Vernet

Vraiment, je n'achète le journal que pour ma femme, car je n'ai pas le temps de le lire. Je jette à peine un coup d'œil sur les faits-divers et la Bourse.

Henri

Et cela suffit, car le reste, ce que nous écrivons, est-ce intéressant?

Monsieur Vernet

Vous écrivez donc dans les journaux?

Henri

Des fois.

Monsieur Vernet

Lequel?

Henri

Oh! n'importe lequel. Dans l'un ou dans l'autre. Un peu partout.

Monsieur Vernet

Je n'ai jamais vu votre nom.

Henri

Cela ne m'étonne pas. J'écris sous des pseudonymes. Je suis jeune et n'ose pas me lancer. Il y a la famille.

Monsieur Vernet

Mais ces pseudonymes, quels sont-ils?

J'en invente sur le champ quelques-uns. Aux premiers, Monsieur Vernet fait des signes d'ignorance. Il reconnaît les derniers:

—«Oui, je crois avoir vu celui-là quelque part.»

Le coup est porté. Monsieur Vernet se rapproche de moi. La serviette du professeur libre n'est plus à ses yeux banale: il y a peut-être un article dedans. La différence des âges est abolie. Nous nous estimons de pair.

Monsieur Vernet

Je voudrais bien lire quelque chose de vous.

Henri

Ce que j'ai fait jusqu'ici ne mérite pas d'être offert. Attendez au moins que j'aie terminé mon roman.

Monsieur Vernet

Comment! vous écrivez aussi des livres?

Henri

Des livres! c'est beaucoup dire. Je barbouille du papier.

Monsieur Vernet

Je serais empêché de soutenir qu'un livre est bon ou mauvais. Je ne m'y connais pas et n'y entends rien. Mais j'affirme que pour faire un roman, quel qu'il soit d'ailleurs, pour mener à bien l'histoire, pour se retrouver au milieu de tous les personnages et ne pas confondre Pierre avec Paul, il faut avoir de la tête!

Nous sommes graves. Il semble que nous allons, moralement, nous cordeler, nous nouer.

Presque sous le manteau, en me cachant des passants, je donne à Monsieur Vernet ma vraie carte, une plaquette d'une centaine de vers luxueusement éditée aux frais de cette honorable famille que j'ai «quittée». J'en ai toujours un exemplaire sur moi. C'est un en-cas préparé pour liaison immédiate. Monsieur Vernet l'ouvre sans un mot. La dédicace est flatteuse, l'hommage empressé. Et puis il possède maintenant, pour la première fois de sa vie, une chose imprimée qu'il n'a pas achetée. Il m'offre, en échange, une invitation à venir prendre le café, sans cérémonie, dimanche prochain, vers une heure. Madame Vernet y compte fort. On m'attendra.

Notre poignée de main est longue comme si nous venions de traiter un important marché. Monsieur Vernet me sourit, tout grâce, et je chantonne

ainsi qu'une raccrocheuse, quand la soirée est belle et que le trottoir donne bien.

V

ENTRÉE

Je m'attends à du nouveau. Je tombe dans un ménage bourgeois, c'est-à-dire au milieu de gens qui n'ont pas mes idées.

Le bourgeois est celui qui n'a pas mes idées.

J'ai préparé en sot ma première visite aux Vernet. J'allais chez eux avec le plaisir d'avoir à poser un peu et la crainte de n'être pas compris. Je me promettais de faire de l'effet, repassant mes citations, cherchant des noms d'auteurs peu connus et dont la seule étrangeté me ferait honneur. N'avais-je pas, dans la collection de mes gestes, quelque élévation de bras, un ploiement de genou, un coup de nuque en arrière, qui seraient à mes phrases d'élite ce que les projections lumineuses sont aux conférences scientifiques.

Ai-je fait mes frais?

Je ne me rappelle pas avoir été au-dessus de moi-même.

Nous avons pris du café. J'ai déclaré qu'il était bon, mais un peu chaud. Monsieur Vernet m'a parlé de sa cave. J'ai trouvé cela naturel, «puisqu'il avait du vin dedans». Inhabile à distinguer la fine-champagne de l'eau-de-vie de marc, j'ai cependant affirmé que la liqueur de mon petit verre bleu devait être très vieille, selon moi, du moins.

VI

MADAME VERNET

Au premier engagement entre Madame Vernet et moi, Monsieur Vernet se tut.

—«Et vous, Madame, à quoi donc passez-vous vos loisirs?»

Je disais «donque», et en général j'exagérais les liaisons, le soin avec lequel nous lions nos mots étant le signe certain qu'on nous en impose.

—«Je lis un peu», dit-elle.

Aussitôt je prononçai les noms de Baudelaire et de Verlaine. Elle m'avoua qu'elle ne les connaissait pas, et, loin de me redresser avec la mine sévère et condoléante du monsieur qui découvre une ignorance, j'eus la lâcheté de dire:

—«Tant mieux pour vous!» la lâcheté de le répéter et de commencer l'éloge de la femme qui ne sait rien. Mais Madame Vernet:

—«Une femme doit avoir au moins quelques notions d'histoire et de géographie.»

—«Sans doute, dis-je, et d'arithmétique.»

—«Et de musique», dit-elle.

—«Soit, je vous accorde le piano, mais avec un seul doigt.»

Bientôt je lui fis toutes les concessions. Elle parlait assez correctement, en disant «mélieur» au lieu de meilleur. Elle aimait la peinture-poésie et la poésie-peinture. Elle désirait élever son âme de temps en temps, comme on fait des haltères, par récréation et par hygiène. Aux beaux endroits d'un livre, elle ne s'en cachait pas, ses yeux se mouillaient de larmes. Cependant elle avait vidé bien des coupes, et la façon dont elle parla de l'amertume des choses me fit comparer sa vie à quelque tonneau qui a trop roulé et où la lie se dépose, tandis que, couard, cinq minutes après avoir glorifié la femme qui ne sait rien, je vantais bassement la femme qui sait tout.

VII

SYMPTÔMES

Ils n'ont pas d'enfants et s'ennuient. J'arrive au bon moment. Ils gardent à l'endroit du poète des préjugés en partie rectifiés, c'est-à-dire que, ne voyant plus en lui un illuminé, un fou maigre, affamé et grugeur, légendaire et redoutable, ils le traitent encore d'être original et exceptionnel. S'il travaille, ils se signeraient et disent:

—«Il travaille!»

S'il ne pense à rien, ils disent:

—«Laissons-le rêver!»

Ou, le doigt tendu vers son front:

—«Que peut-il se passer dans cette tête-là?»

Je porte la main à mes cheveux courts, comme pour remettre d'aplomb une auréole.

Madame Vernet coud des boutons aux caleçons de son mari:

—«Vous êtes heureux de pouvoir consacrer votre vie à l'art!»

Elle entend vraiment que je voue ma vie à l'art, la lui dédie et sacrifie. Elle me croit un peu prêtre et me complimente sur ma vocation.

Faut-il lui dire que je n'en ai pas? que je «compose» des vers aux heures perdues, parce que papa me sert provisoirement une petite rente, et que j'entretiens habilement ses illusions? Il veut faire de moi quelqu'un, et se saigne jusqu'à ce qu'il découvre en son fils un paresseux vulgaire et rebouche ses quatre veines une fois pour toutes.

—«D'ailleurs, dit Monsieur Vernet, qui suit sa propre pensée et côtoie la mienne, le devoir d'un père n'est-il pas de s'ôter le pain de la bouche pour ses enfants?»

C'est juste, mais répugnant, et si le mien s'ôtait le pain de la bouche pour me l'offrir, je le prierais poliment de l'y rentrer.

Monsieur Vernet fume une cigarette, las d'avoir travaillé une journée de dix heures à l'usine qu'il dirige. Ses paupières battent comme des volets

mal accrochés. Parfois elles se ferment. L'effort qu'il fait pour les relever les plisse à peine. Elles ressemblent à des coquilles de noix. Sa cigarette s'éteint à chaque instant. Il la rallume. Elle se meurt. C'est une lutte. Il a l'air de manger des allumettes.

Madame Vernet

«Ce n'est pas poétique de coudre des boutons!»

C'est cependant nécessaire pour que les caleçons tiennent. Va-t-elle reprendre l'argutie de l'autre jour? Elle fait, dans le tas des choses qu'elle accomplit, pense ou exprime, le triage de celles qui sont poétiques et de celles qui ne le sont pas. Manger des huîtres est poétique, mais manger de la soupe ne l'est plus. Dire «Monsieur Vernet» est distingué, et dire «Mon mari» commun. Elle pique, avec l'adresse d'un chiffonnier, le mot «chaise» et le jette là, «côté prose», puis le mot «siège», qu'elle dépose ici, «côté vers».

Soudain, Monsieur Vernet, du fond de sa somnolence, pareil à un oracle que le suc des lauriers et des vapeurs méphitiques ont engourdi, annonce:

—«Vous arriverez!»

Je l'espère, me laisse aller et conte mes rêves, en un bon fauteuil dont je frise les glands entre mes doigts. J'ai bien dîné, et j'éprouve le besoin d'intéresser quelqu'un à mon avenir. Mes jambes s'allongent, prennent possession du parquet, et mes pieds remuent comme la queue d'un chien qu'on flatte.

Je ne fume pas. On me dit que je n'ai point de défauts, et on pense que si je crains le tabac et l'alcool, c'est non par délicatesse de femmelette, mais par prudence de grand homme qui se ménage. Je lève mes mains blanches pour que le sang n'ait pas la force d'y monter. On me demande des vers.

—«Mes vers n'ont que le mérite de s'en aller tout de suite loin de ma mémoire. Ne vaut-il pas mieux causer doucement de choses diverses, en amis vieux déjà qui se pénètrent sans effort?»

Enfin j'ai un idéal: la pâleur de mon teint et ma tristesse en répondent.

Ne pouvant fumer sa cigarette, Monsieur Vernet se décide à la sucer.

—«Cher! cher!» lui dit Madame Vernet.

Il continue. Ses dents mâchent des brins de tabac. Quelques-uns s'échappent, tombent, s'accrochent comme des insectes à son gilet. On ne sait plus s'ils viennent de sa bouche ou de son nez.

—«Voyons, Monsieur Henri, dites-nous quelque chose!»

—«Non, pas ce soir. Une autre fois, quand je serai plus en train!»

Les boutons du caleçon sont au complet. Madame Vernet l'agite. Le derrière se gonfle comme s'il y avait quelqu'un. Étourdi par la chaleur et le peu que j'ai bu, je me le figure empli pour de bon. J'y entre moi-même. Il est trop large, et Madame Vernet, à genoux, sa tête à hauteur de mes hanches, serre les ficelles. Je ne ressens que l'ennui d'être tripoté, de tourner à droite, à gauche, les mains en l'air, ou croisées sur mon ventre. Vainement je dis:

—«C'est bon!»

et veux m'en aller à mes affaires: Madame Vernet s'obstine, rentre le caleçon dans les chaussettes, s'écarte un peu pour voir, sans trouble, assise sur ses talons, et pique une épingle dans son corsage.

—«Je vous demande encore pardon d'avoir terminé ce petit travail devant vous, mais Monsieur Vernet n'a plus rien à se mettre.»

Je regarde cet homme, pris de pitié, prêt à lui offrir mon linge. Un grotesque a pris ma place, parle en mon nom, caricaturise mes gestes, digère et s'empâte.

VIII

DÉVIATION

Ils disent, l'un:

—«Ma femme m'adore!»

Et l'autre:

—«Monsieur Vernet est le plus honnête des hommes.»

Ils n'avoueraient pas que, séparés, ils sont heureux. Pourtant le mari ne vit complètement que dans son usine. L'invention du téléphone lui a paru un événement immense. D'abord il redoutait de s'aboucher avec l'appareil, disant au premier employé venu:

—«Téléphonez donc pour moi: je n'ai pas le temps.»

Et tandis que l'employé parlait au loin, Monsieur Vernet tournait autour de la cage, ainsi qu'un dompteur déjà mordu, n'osant jamais et se promettant d'oser, un peu fiévreux comme un auteur qui écouterait en lui-même la répétition d'une pièce. Enfin il est entré, et maintenant voilà qu'il regarde l'appareil comme un confident. Ils sont toujours ensemble. Monsieur Vernet lui cause pour causer, et, le soir, l'écho des conversations qu'ils ont eues se répercute encore.

—«Imagine-toi, Blanche, que j'ouvre la cage. J'entre, je dis «Allô»—rien.—«Allô, allô»—rien.—Croirais-tu *qu'elle* m'a fait attendre la communication vingt-cinq minutes, montre en main!»

Elle! l'Ennemie!

Madame Vernet, les coudes sur la table, le nez dans sa tasse de thé, un petit doigt en accent aigu, répond:

—«Mâtin!»

Elle a couru par les grands magasins toute la soirée:

—«Oui, je prendrais cela, mais ce n'est pas pour moi, c'est pour une amie qui habite la province!»

Parfois elle achète pour rendre, et peut-être parce que ce va-et-vient de paquets fait bien aux yeux de sa concierge. Mais ce qu'elle garde est d'occasion. Le bon marché seul la tente.

—«Je puis vous affirmer qu'elle a été rudement bien», me dit Monsieur Vernet.

Il s'encourage à l'aimer, fier qu'elle me plaise, et quand je fais à Madame Vernet l'offre d'une civilité saupoudrée comme une gaufre, il sourit:

—«Ah! ce Monsieur Henri!»

Il me croit connaisseur. Mes admirations pour la femme sont un hommage au goût du mari. Si nous étions seuls, je lui taperais sur l'estomac, et il me raconterait des saletés.

Et Madame Vernet s'excite de son côté.

Elle lui porte une solide, sincère affection. Dans ses moments de «papillons noirs,—qui n'en a pas?»—elle s'appuie sur la force et se confie en la franchise de ce brave homme.

Leurs cœurs allaient s'éteindre, ne plus former que des boules de cendres froides. J'ai soufflé, et voilà qu'à la grande surprise de tous, des étincelles profondément enfouies s'enflamment, s'élancent.

Je m'excite, à mon tour.

J'ai été jusqu'à ce jour un petit monsieur désœuvré, qui se glorifiait ou se méprisait à outrance, et je sers à quelque chose: je renoue l'une à l'autre ces deux âmes près de céder comme des cordes usées.

À chacune de mes visites, je constate un nouveau progrès. C'est un rapprochement des couverts, une façon délicate et inattendue de s'offrir du pain, du poivre, hors de propos, un interminable débat anodin pour savoir qui se fatiguera à fatiguer la salade.

Monsieur Vernet vient embrasser sa femme avant même de déposer au vestiaire sa canne et son chapeau.

Si je lui dis:

—«Vous avez l'air fatigué!»

il me répond:

—«C'est que j'ai mal dormi cette nuit.»

Il voudrait en conter plus long, et comme une pomme véreuse tend à tomber de sa branche, une grosse plaisanterie grasse lui pend au bout de la langue.

Sa femme l'arrête par un:

—«Voyons, chéri!» très tendre.

Elle a posé nonchalamment la main sur le rebord de la table, et, la tête inclinée, les yeux brillants et clignotants, elle murmure:

—«Oh! vilain!»

C'est moi qui rougis. Toutes mes félicitations à moi-même. Je travaille bien.

IX

C'EST BON! C'EST BON!

Et pourquoi ne s'aimeraient-ils pas? Vais-je m'imaginer que Madame Vernet, en apparence très loin de son ménage, y fait une fausse rentrée par coquetterie? Il faut que je perde l'habitude de dire, enveloppant, comme une chose à cacher, ma bêtise ignorante dans une expression dédaigneuse:

—«Je connais la femme: c'est un logogriphe, un écheveau!»

Madame Vernet est une femme simple, qui aime son mari, simplement, à la papa.

Monsieur Vernet a d'énormes biceps, roulants et grondants presque, quand il raidit et reploie son bras, comme un animal ennuyé ouvre et referme sa mâchoire. Il peut, entre ces tenailles de chair, écraser une noix, faire péter une balle élastique, et m'y briserait, si j'avais la maladresse de me laisser pincer.

Il tord une fourchette en tire-bouchon, abat son poing, d'un vigoureux coup, sur l'angle d'une pierre de taille, sans se faire mal. Par envie et par impuissance, je prétends qu'il me trompe avec des trucs.

Pour l'intelligence, Monsieur Vernet en vaut un autre. Il est parti de rien. Il a fait sa situation seul. À quinze ans, il gagnait sa vie.

—«Et même, dit-il, âgé de dix-huit mois à peine, je venais déjà en aide à ma famille: je remportais un prix de cinq cents francs et une médaille d'argent dans un concours de bébés.»

Il sait qu'on peut se vanter, sans ridicule, d'être travailleur. Afin qu'on ne l'accuse pas d'immodestie, il prend les devants. Parle-t-on d'un imbécile, il dit:

—«Le pauvre me ressemble; est, comme moi, sans malice!»

On l'entend déclarer:

—«Je ne suis qu'une bête, mais j'ai fait ce que j'ai pu, et quand on fait ce qu'on peut...»

Madame Vernet proteste:

—«Mon ami, tu as tes mérites. Combien d'autres, à ta place, seraient restés en chemin!»

Flattée d'être considérée par son mari comme une femme supérieure, elle ajoute:

—«Tu es si bon!»

Ah! la bonté! la bonne bonté, que c'est bon! Madame Vernet s'anime, s'échauffe, fait des gestes comme si, d'un ébauchoir, elle sculptait la statue même de la Bonté, puissante et lourde, écrasant pêle-mêle, sous son séant, le reste des qualités inutiles, la pouillerie des autres petites vertus. Je m'abandonne aussi, je jette le paradoxe aux orties, et prie l'excellente femme de vouloir bien accepter mon humble concours et la petite boule de terre glaise que je colle à la statue, en plein milieu de la figure, pour lui faire le nez.

Ainsi très fort, très bon, et peut-être plus spirituel qu'il ne le croit, tel apparaît Monsieur Vernet.

Toutefois ce qu'il a contre lui et pour moi, c'est un commencement d'eczéma. Son sang malade, avec une persévérance de taupe, creuse de petits canaux à fleur de peau, et perce çà et là, et pousse dehors ses vésicules rouges, agaçantes et brûlantes.

X

MISÈRE DE MISÈRE!

Le calme appartement des Vernet m'attire. La régularité de leur vie m'engrène, et je ne tente rien pour me ressaisir. Je ne sais pas ce que je vais faire chez eux presque tous les soirs. Je monte les escaliers lentement, et, quand je pèse sur le bouton du timbre, quelque chose de joyeux répond en moi. On m'attend. Mon couvert est toujours mis, c'est-à-dire qu'on se dépêche de le mettre dès que je sonne. J'enlève mon pardessus avant de dire bonjour, et je m'arrête un instant afin de m'emplir le nez des odeurs qui viennent de la cuisine. Je gagne aussi peu vite que possible la salle à manger. Je me mouche, cherche dans mes poches, feins de m'accrocher au porte-manteau, donne un coup de gant sur la poussière de mes bottines; je laisse à Madame Vernet le temps de faire des signes à sa bonne et de lui dire, bas:

—«Vite, un gâteau de deux francs, aux amandes!»

À la vérité, j'arrive en intrus; mais, comme on ne me le fait pas sentir et qu'un dîner en ville est toujours bon à prendre, je salue d'un air dégagé, en essayant de varier mes formules de politesse préparées dans la journée.

Monsieur Vernet me serre les doigts impitoyablement, pour me prouver sa force, et tandis que je les agite un peu afin de les décoller, Madame Vernet me dit:

—«Bonjour! poète!»

J'ai voulu lui baiser la main. Elle ne s'y attendait pas; son bras que je soulevais est retombé lourdement, et, gauchement, je me suis gardé de le rattraper.

En général, si les fourches de nos pouces et de nos index s'adaptent et s'entrecroisent avec netteté, je me sens à l'aise pour la soirée. Au contraire, je suis pris d'inquiétude comme un lièvre qui écoute, si elle ne m'accorde que le bout de ses doigts. Je les fais sauter dans le creux de ma main, de la façon qu'on soupèse des pièces d'or, pour voir si elles ont le poids.

Installé, je deviens poseur, menteur et gobeur. La nourriture «saine et abondante» descend en moi, fait tampon, refoule mon âme dans un coin, l'étouffe.

—«Quel excellent potage! dis-je. Il n'y a que chez vous qu'on sache manger!»

Je cite des noms connus de restaurants, comme si j'en sortais. Leurs prix sont un peu forts; mais, à Paris, cela seulement est bon marché qui coûte cher.

À chaque nom, Monsieur Vernet me demande:

—«Vous y êtes allé?»

—«Oui. Ils ont un nouveau chef qui réussit la sole; mais tout autre poisson y est détestable.»

Je jouis de mentir et regarde l'étonnement de Monsieur Vernet monter comme une colonne de mercure. Tel degré à atteindre me fait ajouter un mensonge. À tel autre, il est bon que je m'arrête. Tout à l'heure, quittant la table, n'irai-je pas sucer une écrevisse chez Fary?

Mais au moment où je redoute qu'on ne me croie plus (car à la manie de mentir je joins celle de prétendre que je mens habilement), et comme Madame Vernet, troublée par mes vanteries, traite son repas de frugal et réclame mon indulgence:

—«Ah! dis-je, plût aux cieux que j'en eusse tous les jours autant!»

Avec une souplesse dont je ne me rends pas compte et qui pourrait me faire prendre pour un farceur, je passe des grands restaurants aux petits à vingt-cinq sous (pourboire compris).

Je faisais le musulman fastueux. Me voilà franciscain. Monsieur et Madame Vernet m'écoutent, plus sympathiques. Les souffrances de mon estomac donnent à leur dîner une importance. Ils m'enviaient: ils vont me plaindre. Je possède mon sujet et je parle avec facilité. Ça coule de source, semble-t-il.

—«Que de fois, absorbé par mon travail, il m'est arrivé d'oublier de dîner, comme on oublie son mouchoir, un objet futile! Si jamais j'ai fait quelque chose de passable, ç'a été ces jours-là. Mes moins mauvais vers, je les dois à ma faim négligée.»

Je ne soutiens pas aujourd'hui que le pauvre seul a du talent, mais peu s'en faut. Ce sera pour une autre conférence.

—«Ne vous attristez pas», me dit Madame Vernet.

—«Bah! c'est le souvenir. On en parle pour parler. Les jours sont meilleurs maintenant. Mais j'en ai vu de rudes. Un jour j'avais encore oublié de dîner, oublié volontairement. Je cherche dans mes poches, rien. Mon porte-monnaie était plat comme un mendiant. Je cherche dans mon placard où je mets ma bouteille de chartreuse pour les deux ou trois amis qui me viennent voir, mon plateau et mes verres, et je découvre un morceau de charcuterie. Il était semé de taches d'un bleu noir ainsi que des dents cariées. L'odeur me poursuit encore. J'ai vécu avec lui vingt-quatre heures, à le regarder.»

Est-ce que je ris? Est-ce que je me moque? Candide et grave, je parle de ma chambrette, de mes petites affaires, de ma petite table de toilette, et de ma petite bibliothèque, où sont rangés mes petits livres. Ma gaîté est forcée et niaise, et il me semble que des larmes retombent au dedans de moi, une à une. Je ne pensais pas avoir tant souffert. Arrivées, ces intéressantes aventures ne m'auraient pas fait plus de mal que racontées.

J'y crois être moi-même.

Monsieur et Madame Vernet se font des signes de tête et laissent échapper des soupirs de gorge. Peut-être Monsieur Vernet se reproche-t-il d'avoir fait sa fortune trop vite. Il se tranquillise en songeant que je ferai certainement la mienne.

—«Tous les grands hommes ont passé par là», dit-il.

XI

MES CONFRÈRES

Aussitôt commence la revue des grands hommes «qui ont passé par là», et chaque exemple cité est comme une preuve de mon illustration future. Par la pensée, j'associe mes amis à ma haute fortune.

—«Quand vous en serez là, dit Madame Vernet, vous ne nous regarderez plus.»

Je me dresse brusquement, frémissant. Je la fixe, et, comme si elle était déjà ma maîtresse, lui jure, du geste, une fidélité éternelle.

Mon exaltation calmée, nous reprenons notre causerie intime sur le monde des lettres. Je deviens soudain l'ami des auteurs célèbres. Par principe, je dénigre tous les hommes de talent, un ou deux exceptés, les deux plus vieux, les plus inaccessibles, ceux qui se trouvent trop loin et trop au-dessus de moi pour être des rivaux, et que je vénère ainsi que des demi-dieux, les lèvres remuantes. Mais, mon acte de foi terminé, qu'on ne me parle plus de ces hommes! Ils montrent, à vivre, une obstination indécente, aimantent toute la quantité d'admiration disponible dans l'air; et, sans jalousie mesquine, par humanité seulement, je leur souhaite ce qui leur manque pour être complets dans l'absolu: une prompte mort.

Madame Vernet

Êtes-vous heureux de connaître ce monde!

Henri

Oh! croyez-vous? Habitude et perspective! Ce sont des gens comme vous et moi, plus simples qu'on ne pense. Ah! j'adorerais la vie de famille, le repos du dimanche. Je me réserverais de transporter dans mes livres, dans mon œuvre, mes désordres, mes tares, mes vices intellectuels.

Je dis «mes livres», «mon œuvre»: si on me poussait, je dirais «mon public».

Puisque les artistes sont des hommes comme lui, Monsieur Vernet se rassure. J'ai trop adouci le monstre, et, sans transition, je le refais dangereux.

Henri

Si nous sommes gentils avec les autres, ceux qui ne sont pas du métier, nous nous dévorons entre nous. Qui dit «homme de lettres» dit «mangeur de confrères et déchiqueteur de renommées».

Madame Vernet

Cependant, vous êtes d'accord sur ce point que Sully-Prudhomme, François Coppée, Leconte de Lisle sont des poètes de génie.

Henri

Pu! tu! tu! comme vous y allez! Et d'abord qu'est-ce que le génie?

Monsieur Vernet

Mais que faites-vous des actrices? En connaissez-vous quelqu'une? En avez-vous vu de près?

Henri

Comme je vous vois, dans leurs loges, ou chez elles.

Monsieur Vernet

Comment est-ce une loge d'actrice?

Henri

Il y en a de très bien. D'autres sont infectes.

Monsieur Vernet

Et elles vous donnent des billets?

Henri

Je n'en ai pas besoin. Vous êtes, supposez-le, rédacteur du *Figaro*, du *Gil Blas*, d'un grand journal. Vous allez au contrôle d'un théâtre, vous présentez votre carte, on vous remet un coupon.

Monsieur Vernet

Un fauteuil d'orchestre, veinard!

Henri

Peuh! on s'en lasse. Je me mets à votre service.

Monsieur Vernet

Ce n'est pas de refus. Nous ne sommes point gâtés, et, quand il faut aller au théâtre en payant, on y regarde à deux fois. Encore si on connaissait la pièce, on ne courrait pas le risque d'écouter des choses qui souvent vous endorment.

Madame Vernet

Le théâtre m'amuse toujours, quand même, et un soir que vous ne saurez pas quoi faire de vos billets...

Je ne fréquente ni auteur célèbre, ni actrice en vogue. Je connais deux ou trois grues à cent sous et quatre ou cinq petits jeunes gens qui ont tous beaucoup de talent, le même âge que moi et font des vers très bien. Jamais un confrère n'a dit de mal de moi, pour cette raison que mes confrères m'ignorent, et les huailles de la foule ne m'empêchent pas encore de dormir. J'ai aperçu Leconte de Lisle au boulevard Saint-Michel et François Coppée sur le pont des Arts. Si j'en parle comme de copains, je tremble à l'idée d'aller les voir. Théodore de Banville m'impressionne moins. Est-ce parce qu'il donne, sans morgue hautaine, des vers à un journal quotidien de deux sous? Les autres grands hommes ne me sont familiers qu'en photographie. J'ai eu la chance d'entendre causer une belle et innommable actrice de l'Odéon ailleurs que sur la scène. Elle courait derrière un omnibus, et criait au conducteur:

—«Voulez-vous arrêter? Arrêtez donc, nom de Dieu!»

Mais je trouve tant de charmes à étonner mes chers amis. Ils disent:

—«Continuez!»

clignent les yeux, sourient complaisamment, puis se regardent l'un l'autre, en remuant la tête, comme piqués par des insectes. Je ne m'en veux pas trop de mon inoffensive vanité. Seulement, j'ai pris une attitude qu'il faut garder.

—«Je vous quitte; on ne s'ennuie pas en votre société, mais je suis «obligé» d'aller voir le troisième acte de Merlinette, qu'on dit très torsif, et de rejoindre ensuite quelques amis qui m'attendent pour souper.»

Vainement on me tend un dernier verre de chartreuse: je me lève, content de vivre, distingué.

«Heureux, heureux homme!» répète Madame Vernet.

Quel acte? Qui me paierait une choucroute?

Dans la rue, la pluie tombe. Au bout d'une centaine de pas, mon pantalon, que j'ai dédaigné de relever, fait «flac, flac» sur mes talons. Les becs de gaz brillent comme des yeux en larmes. Des gouttes d'eau, langues humides, me font froid au cou. Je regagne ma petite chambrette, si tiède que je crois, ouvrant la porte, non entrer, mais continuer à être sorti, et je me couche en prenant la précaution d'installer sur mes pieds ma descente de lit et ma valise pleine de linge sale.. C'est lourd mais chaud, et cela fortifie les chevilles.

Ah oui! heureux homme!

XII

JE DIS QUELQUE CHOSE

—«Voyons, Monsieur Henri, dites-nous quelque chose.»

On insiste. Monsieur Vernet frappe trois coups sur ma poitrine, côté du cœur, et malignement me demande:

—«Qu'y a-t-il là?»

Là, ma redingote se gonfle en une boursouflure rectangulaire et dessine les contours d'un calepin. Monsieur Vernet a mis le doigt sur la boîte aux vers et l'exige. Je ne fais pas de grimaces et suis capable de dire des vers autant qu'on en veut. Je me détourne pour ouvrir ma redingote, sans que Monsieur et Madame Vernet s'aperçoivent que je n'ai pas de gilet et que ma chemise n'est point empesée, les plastrons raides m'étant insupportables. L'élastique de mon calepin montre ses vermisseaux de caoutchouc. Mais il est plein de poésie jusqu'aux tranches. Il en a dans ses poches. On en trouverait au dos d'une note de blanchisseuse. En train, lancé, n'écrirais-je pas sur une tête chauve?

Je dispose mes papiers sur la table, au choix, après avoir écarté les assiettes et essuyé avec ma serviette des taches de sauce.

—«Qu'est-ce que vous voulez? du gai, du triste?»

—«Du gai, du gai!» dit vivement Monsieur Vernet. Mais Madame Vernet le reprend, délicate:

—«J'espère que Monsieur Henri nous donnera des deux, et plusieurs fois de chaque.»

—«Mais par quoi commencer?»

—«Ah! cela, c'est votre affaire.»

—«Je suivrai donc l'ordre en usage au Théâtre-Français. Quand on donne deux ou trois pièces, on termine par la plus joyeuse. L'esprit se débarbouille des tristesses du drame dans l'eau vive de la comédie. Mais je vous préviens que si je récite relativement assez bien les vers des autres, je lis fort mal les miens!»

Monsieur Vernet répond:

—«Qu'à cela ne tienne, mon ami. Si vous préférez nous dire des vers des autres, faites comme il vous plaira.»

Sa femme, décontenancée, va le gronder, et je sens sous la table un remue-ménage de pieds.

—«Ne faites pas attention, Monsieur Henri, dit-elle. Nous vous ouïssons.»

—«Allez-y», dit Monsieur Vernet.

Je commence en fixant le fumivore de la lampe. Tantôt je m'arrête à chaque fin de vers, à chaque hémistiche, souvent ailleurs: j'ai l'air de bégayer; tantôt un courant m'entraîne: je flotte à l'aventure. Ici les mots me paraissent pléthoriques de sens, et ma voix se traîne dessus pour les écraser, en faire jaillir l'idée, le jus et le suc. Plus loin, une pudeur me prend. Ce que je dis ne peut être que banal. Je n'y tiens pas. Je le prodigue, en veux-tu, en voilà. C'est de la monnaie de cuivre plate. Je n'ai qu'à renverser la bouche comme un pot, et cela tombe et se répand. Pouvait-on espérer qu'il sortirait un bruit si continu d'un garçon aussi maigre?

Monsieur Vernet a planté son couteau dans une rainure de la table et le fait vibrer avec précaution. Il lui faut cette musique sourde à mes vers.

Madame Vernet murmure:

—«Mais c'est qu'ils sont jolis, ces vers-là!»

Et, après un silence:

—«Ils ne sont pas jolis: ils sont beaux.»

Parfois, je ne dis plus rien:

—«C'est fini?»

—«Oui, c'est fini.»

—«Ah! très bien, très bien.»

Monsieur Vernet fait vigoureusement vibrer son couteau, et applaudit, trois doigts de sa main droite claquant sur le dos de sa main gauche.

—«Savez-vous que vous êtes un vrai poète?» me dit Madame Vernet en hochant la tête.

—«Puisque celle-là est finie, à une autre,» dit Monsieur Vernet.

—«Oh! je veux bien, moi.»

Et, de nouveau, je vais me remettre à ronronner, la jambe droite en avant, le regard perdu. Déjà je me balance.

—«Une goutte de brandy! m'offre Monsieur Vernet: ça fait du bien quand on parle longtemps.»

Mais pourquoi m'efforcer de faire de cette scène une évocation risible? J'étais sincère. Je le suis toujours quand je dis des vers. Monsieur et Madame Vernet ne se moquaient pas. Les sons musicaux planaient autour de nous. Nous trouvions mélancolique le grincement d'une persienne, et nous écoutions le sifflement d'un bec de gaz comme le soupir d'un être cher. Monsieur Vernet se sentait tout chose. Madame Vernet ne savait pas ce qu'elle avait. Je comptais au plafond des crottes de mouches, mondes stellaires. Le vacillement du fumivore, c'était l'ébranlement d'une voûte céleste. Nos âmes libres, désemprisonnées, se hissaient au dehors et frissonnaient doucement.

XIII

COUPS DE SONDE

Je laisse tomber un plomb dans la confiance du mari. Le fond est-il de sable ou de rocher, tapissé d'herbes serrées? J'avancerai à tâtons. Qu'est-ce que je suis venu faire ici? Je dîne bien et souvent. Je dis des vers à la satiété de tous. Mais ne dois-je pas à mon éducation littéraire et aux exigences du monde de coucher avec Madame Vernet? Tous les amis d'une femme sont ses amants. Chacun sait cela. Témérairement je m'efforce de le faire entendre à Monsieur Vernet:

—«Entre un homme et une femme, l'amitié ne peut être que la frêle passerelle qui mène à l'amour!»

Monsieur Vernet, inquiet, ne répond rien. Plus tard, quand le moment sera venu de le tranquilliser et que je citerai des exemples historiques d'amitiés d'homme à femme restées pures malgré les apparences, il ne manquera pas de me rappeler mon mot.

Nous ne rivalisons encore que de générosité. Nous nous estimons pour notre indépendance de caractère. Elle se traduit par des expressions familières et même grossières. Monsieur Vernet, homme mûr, connaît la vie. J'ai aussi ma petite expérience. Nous nous énumérons nos aventures, dont quelques-unes sont scabreuses; mais nous avons deux ou trois principes inébranlables, auxquels notre dignité en péril s'est toujours, par bonheur, accrochée. C'est ainsi que la femme d'un ami est sacrée. Nous comprenons le vol, le viol d'une jeune fille, tous les crimes: nous n'admettons jamais, sous aucun prétexte, qu'on prenne la femme d'un ami.

Ayant le moins à craindre, je me révolte avec le plus d'indignation; je plaque mes deux mains sur les larges épaules de Monsieur Vernet, comme si nous allions lutter corps à corps, et je lui dis:

—«J'ai un ami, de mon âge, que je respecte autant qu'un frère aîné. Il rencontre dans la rue une femme quelconque, la suit, s'attache à elle, n'ignore pas qu'il a eu plus d'un prédécesseur, mais ne songe qu'au dernier. La manière dont ils ont permuté le préoccupe:

—«Quand l'as-tu quitté?»

—«Encore! Mais puisque je ne l'aime plus.»

—«Réponds: quand l'as-tu quitté?»

—«Quand je t'ai trouvé.»

—«Alors c'est moi qui l'ai remplacé.»

—«Naturellement.»

—«Ainsi, tu l'as planté là pour moi, à cause de moi?»

—«Sans doute: pourquoi?»

—«Pour rien», dit mon ami.

Il prend son chapeau, part et ne revient plus.

—«C'était exagéré, dit Monsieur Vernet, mais tout de même gentil de sa part. Il compatissait à l'infortune d'un étranger!»

Je n'ajoute pas:

—«L'ami c'est moi!»

On le devine aisément.

J'ai en effet une collection d'amis imaginaires que je fais intervenir à propos, infâmes ou vertueux, selon la thèse à soutenir. J'en ai de très riches: ils possèdent des châteaux à l'étranger, et, importuns, me supplient d'y aller passer quelques mois. J'en ai de pauvres, qui mènent, dans l'ombre, une vie de reclus, et préparent leur grand œuvre silencieusement.

—«Mais quant à cet autre, dis-je, il m'est impossible de le voir sans dégoût, et je n'en parle que pour provoquer un haut-le-cœur. Croyez-vous qu'il s'est installé au milieu d'une famille complète? Il la ronge, pourrit la mère, conseille le père, dirige l'éducation des enfants, préside à table, et organise la dépense!»

Les bras croisés, mes doigts tambourinant sur la manche de ma redingote, je pose à Monsieur Vernet cette question:

—«En toute sincérité, que dites-vous de cet être-là?»

—«Je dis que c'est un cochon, voilà ce que je dis!»

De mon côté, je fais:

—«Bêe, bêe.»

comme une chèvre, ou comme un baby qui vient de tremper son doigt dans une ordure.

—«La femme qui s'oublie, dit Madame Vernet, les yeux baissés sur son ouvrage, n'est pas une femme intelligente. Il me semble à moi que, si j'étais sur le point de commettre une faute, je m'abstiendrais par bon sens, après avoir raisonné.»

—«Raisonnez un peu, voyons!»

Elle ne répond pas. Pour l'encourager, au cas où, quelque jour, elle serait tentée de risquer une avance, je parle de ma timidité auprès des femmes.

—«C'est comme cela. Je n'ai jamais pu faire le premier pas. Je ne me rends compte de ce que peut être une déclaration que par mes lectures. Je me mettrais volontiers à croupetons aux pieds d'une femme si j'étais sûr de son amour; je lui dirais que je l'aime, à quatre pattes ou sur le dos, après. Mais avant, j'ai peur de me tromper, une peur bizarre, bleue. Je n'exige pas que les rôles soient intervertis, mais il faut que la femme me fasse signe d'approcher, me promette la réussite par une télégraphie nette. Sans cela nous pourrions rester indéfiniment côte à côte.»

Madame Vernet est prévenue.

—«Vous avez dû laisser échapper de belles occasions?» dit Monsieur Vernet.

—«C'est possible!» dis-je sérieusement, sans m'apercevoir que je me rends grotesque même aux yeux du mari. Une mélancolie soudaine m'envahit. Je crois entrer dans une brume épaisse qui me cache le monde extérieur. Je parle pour moi seul, tout entier à des souvenirs écœurants.

—«Quels êtres vils peut faire de vous le désir de la femme, de sa chair?—car son cœur nous est précieux comme une vieille botte dépareillée, et son âme vaut la vessie d'un poisson qu'on vide. C'est donc pour coucher avec une femme, pour pétrir son corps, en boulangers, avec des han! han! gutturaux et sourds, que nous bravons notre mépris. Oh! si je ne craignais lâchement d'être aussitôt métamorphosé en idiot, je le proclame sans vouloir sonner ici une vaine fanfare, je me ferais eunuque. Je me couperais, et je jetterais avec dédain la cause de tous nos maux au premier canard venu!»

Monsieur Vernet trouve qu'il n'y a que moi pour avoir des idées pareilles, et Madame Vernet, tellement courbée en deux qu'on ne voit plus que son dos, pouffe, avec une sorte de jappement continu.

XIV

COSMOGRAPHIE

Et c'est tout. Nos conversations reviennent les mêmes. Le plus souvent, je prends la parole, et, tandis que mes dents s'amusent d'un Palmer, ma bouche s'emplit et se vide de mots. Les notes que je repasse tous les deux ou trois jours me sont alors très utiles. Elles condensent ce qu'un jeune homme doit savoir pour paraître supérieur. C'est un extrait de l'*Intelligence* de Taine vulgarisé à l'usage des gens du monde. C'est une ironie de Renan grossie, mise au point des vues moyennes. C'est un vers de Baudelaire qui étonne et qu'on écoute longtemps en soi-même comme l'écho d'une voix grondant en un caveau. La science m'a fourni une vingtaine de faits précis et stupéfiants. Mais je ne les place pas au hasard. Pour parler de la foudre, j'attends qu'il tonne. J'explique l'éclair au passage.

En astronomie, je m'en rapporte à Flammarion. Madame Vernet ouvre la fenêtre, et, tout de suite, ce qui des étoiles surprend le plus Monsieur Vernet, c'est leur quantité.

—«Si j'avais autant de pièces de vingt francs, je ne serais pas ici.»

Mais la destinée même des étoiles préoccupe Madame Vernet. Elle voudrait savoir s'il y a du monde dedans; et si quelqu'un lui affirmait que «oui», elle serait plus tranquille.

Henri

Celle que vous regardez n'existe peut-être plus.

Monsieur Vernet

Comment cela?

Henri

Je dis vrai. Au contraire, il en est d'autres que vous ne verrez pas avant deux ou trois ans.

Je pérore sur la vitesse du son, sur celle de la lumière, et je soutiens que le soleil est des centaines et des centaines de fois plus gros que la terre.

Monsieur Vernet

Ça fait bien gros.

Madame Vernet ferme la fenêtre. Je frappe coups sur coups et expose la doctrine de Kant.

Monsieur Vernet

Permettez! Vous n'allez pas vous moquer de nous plus longtemps. Ne dépassons pas l'absurde. Me soutenir que ce verre, ce pot de moutarde n'existent que dans mon imagination? À d'autres, jeune homme! Dites que je me figure être en vie.

Henri

Qui sait?

Monsieur Vernet, de son index recourbé comme un hameçon, se frappe trois fois le front.

Madame Vernet

Laisse donc, tu n'y entends rien.

Pour me venir en aide, elle rappelle les fréquentes erreurs des sens. On croit voir une ombre sur un mur, on s'approche: il n'y a rien. Un chasseur tire sur un lièvre: c'était une pierre. Intéressée, elle m'invite à continuer. Mais j'ai fini. J'ai poussé devant moi mes réminiscences et les ai fait entrer dans le tourniquet de la conversation.

Combien de soirées passerons-nous ensemble comme celle-ci, inutiles? Nous piétinons.

XV

JE TROUVE UN ENGAGEMENT SÉRIEUX

Madame Vernet

Puisque vos élèves vont prendre leurs vacances, vous devriez nous accompagner au bord de la mer.

Henri

Y pensez-vous, chère Madame? Et mes affaires! mon avenir!

Madame Vernet

Vous travaillerez là-bas. Vous aurez votre chambre. Vous serez tranquille.

Monsieur Vernet

Vous me rendrez service. Il faut que j'aille chercher ma nièce à son couvent. Cela me fait faire un grand détour. Vous conduirez ma femme directement. Je vous rejoindrai avec ma nièce.

Madame Vernet

Et je n'aurai pas à m'occuper des malles pendant le trajet. Quelle chance!

Monsieur Vernet

Entendu: je vous confie ma femme et nos bagages.

Madame Vernet

Vous reviendrez quand vous vous ennuierez.

Monsieur Vernet

Naturellement, je vous offre votre voyage.

Henri

Pouvez-vous croire que la question d'argent m'importe? Mais, je le répète, mes travaux avanceraient-ils? N'insistez pas. Vous me feriez de la peine. Je le regrette. Quand je dis non, c'est non. Les affaires avant tout!

Les affaires! quelles affaires? Je serai donc toujours le même!

XVI

EN VOYAGE

Nous allions voir la mer. Je pris avec moi mes autorités: la *Mer* de Michelet, la *Mer* de Richepin. Frappant de petits coups sur les tranches pour en faire envoler la poussière, je me dis:

—Avec ça je suis tranquille!

J'ajoutai à ces deux livres les *Paysans* de Balzac, pour le cas où je serais obligé de faire quelque excursion en pleine campagne, de causer avec un médecin ou un curé et d'admirer la nature.

—«Vous verrez», me disait Madame Vernet, déjà bruyamment enthousiaste.

Elle était tourmentée par la peur de manquer de vivres. Je lui offris de porter un panier de provisions. Elle refusa. Je n'insistai pas, car j'étais loin de l'aimer jusqu'à me charger de paquets.

Ainsi, j'allais faire un assez long voyage avec une jeune femme, et je ne songeais pas qu'il me serait possible de mettre à profit l'aventure. D'autres préoccupations m'absorbaient.

Il était neuf heures du matin. Vers onze heures il faudrait manger. À chaque instant Madame Vernet me disait:

—«Je sens la faim qui monte.»

Ou bien encore:

—«J'ai l'estomac dans mes talons.»

Ce chassé-croisé m'inquiétait. Il faudrait donc la voir manger, et sans doute faire comme elle, dans ce compartiment de première, où des gens graves et ayant des idées en harmonie avec la classe des wagons qu'ils occupaient, d'abord étonnés, nous regarderaient, et détourneraient ensuite la tête par dégoût.

—«Oui, c'est reçu. On ne peut pas passer douze heures en chemin de fer sans prendre quelque chose;—mais comment va-t-elle faire pour manger, «dans un silence de mort», son œuf dur, qui, je crois bien, est rouge?»

Je souhaitais de voir notre compartiment se vider à la première station, non pour être seul avec Madame Vernet, mais pour qu'elle pût enfin manger «à mon aise».

Autre sotte terreur! Nous étions dans un express. Les arrêts devaient être rares, et je me vis dans la situation d'un homme qui ne peut tenir en place, ne sait quelle posture prendre, regarde à la portière, rougit et pâlit, la figure gonflée, met d'une manière inconvenante ses mains dans ses poches, et frotte l'une contre l'autre ses jambes vêtues d'étoffe claire, désespérément. Je comprenais très bien que la crainte d'avoir à manger, d'avoir besoin en route, la peur d'un déraillement, l'ennui d'entrer sous un tunnel noir où tout l'être est pris de fièvre et tremble, seraient, ce jour-là, autant d'obstacles à la progression de mon amour.

—«Auriez-vous peur?» me demanda Madame Vernet comme nous passions en grande vitesse sur un pont qui grinçait de jouissance dans tous ses fers.

Je lui dis:

—«Oh! moi, j'ai le physique lâche!»

Comme je m'étais trop abaissé, je voulus me relever aussitôt, et je commençai une théorie sur le courage qui prouvait que le véritable courage consiste à être courageux précisément quand on ne l'est pas.

Près de moi, un monsieur lourd comme un bateau échoué fermait à demi ses paupières. Madame Vernet adorait mettre sa tête à la portière «pour voir les tableaux rustiques se dérouler avec tant de rapidité, qu'il semble que les champs marchent et que le train reste immobile». Comme, à notre départ, j'avais manœuvré adroitement pour me trouver «à reculons», elle se plaignit bientôt de la poussière et du grand vent. Je lui offris ma place, qu'elle accepta, et je remarquai bientôt, avec plaisir, que, malgré «mon sacrifice», une poudre fine et grise se posait doucement, continûment sur son nez, ses paupières, ses joues, se délayait çà et là dans une goutte de sueur, la souillait et l'enlaidissait. De peur d'une migraine, elle avait installé son chapeau dans le filet, où il frissonnait comme un oiseau qui couve. Un courant d'air brouillait les frisures de son front, et au soleil ses cheveux prenaient des teintes variées, bizarres. Une mèche surprenait par l'éclat de sa rouille et son air de se trouver là sans qu'on sût pourquoi. Comme Madame Vernet souriait, du fond de sa bouche une dent lança un éclair d'or.

Il n'y a aucun motif pour que je lui prête des aspirations plus pures que les miennes, et cette pensée de «derrière les reins» doit nous être commune, qu'en somme, si l'occasion s'en présentait, nous coucherions bien ensemble.

XVII

C'EST LA MER!

Nous avons changé de train. Le panier de provisions est vide. J'ai mangé autant que Madame Vernet, et tous les voyageurs avaient des œufs durs. Loin de se moquer, ils ont regardé Madame Vernet d'un air de gratitude quand elle a donné le signal. Il est possible que j'aie une âme-miroir réfléchissant avec exactitude le monde extérieur, mais, pour l'instant, je donnerais volontiers un coup de pied dans cette âme à glace, pour en faire sauter les «mille facettes» à tous les vents.

Le petit train d'utilité locale nous emmène, sorte de jouet mécanique assez solide pour porter une douzaine de voyageurs et quelques paniers de poisson. Il s'arrête quand il veut, quand les voyageurs lui font signe. L'administration a jugé inutile de tendre des fils de fer de chaque côté de la voie. Aux passages à niveau, point de barrière. Le train donne aux rares voitures le temps nécessaire, regarde prudemment à droite et à gauche, siffle longuement, comme pour demander s'il n'y a plus personne, et repart.

—«Il n'est pas méchant! dit l'employé, qui va de portière en portière, non pour contrôler les billets, mais pour faire la causette avec les voyageurs, auxquels il offre de se charger des bagages à la descente: il n'a jamais écrasé une mouche!»

Aux gares il s'amuse, lâche un wagon, en accroche un autre, en tamponne un troisième par mégarde, feint de manœuvrer, et, vite essoufflé, se désaltère à la prise d'eau. Il parcourt une dizaine de lieues dans son après-midi, «sans se gêner». Le médecin de Talléhou, dont la clientèle est dispersée sur la ligne, fait ses visites à chaque station, entre l'arrivée et le départ. Il saute de wagon, arrache une dent, accouche une femme, et revient, en agitant son chapeau. Le chef de gare siffle; le chef de train siffle aussi; la locomotive siffle à son tour, et le petit train familier s'ébranle.

Madame Vernet s'attendrit.

Nous sommes d'ailleurs en pleine Normandie. Un souffle arrive de la mer. Je trouve l'air salé. D'après Madame Vernet, dont le nez aux ailes minces voltige, il est chargé d'odeur de varech. Sous les pommiers, les courtes

vaches regardent passer ce long animal noir qui s'en va et revient tous les jours aux mêmes heures, et qu'on ne laisse jamais au vert. Une buée met au milieu d'un pré le rayonnement de son abdomen d'or. Je sens tout près de moi mon ennemie habituelle qui me guette: la tristesse sans cause. Madame Vernet, la tête presque hors de la portière, sourit à une garde-barrière coiffée d'un chapeau de cuir qui tend, avec gravité, du bras droit son petit fanion roulé et du gauche un enfant.

Henri

Qu'est-ce que vous avez, chère Madame? Si, vous avez quelque chose, dites-le moi.

Madame Vernet, les yeux humides, pique son index dans l'horizon, et ne dit que ces deux mots:

—«La mer!»

Je regarde, ému du trouble de mon amie, indigné de ne rien voir. Devant nous se dresse le Fort de la Terreur, aujourd'hui inutile, mais d'aspect rude encore, vénérable au bout de sa digue comme un grand principe longtemps en cours, dont on ne se sert plus. Entre lui et nous s'étale une sorte de bas-fond noirâtre comme un étang vide. Au-delà, par-dessus la digue blanche, tout au bord du ciel pur, le regard, en visant bien, peut s'accrocher à quelque chose qu'on prend indifféremment pour une série de rochers, une troupe de moutons, une file de nuages!

C'est ça!

Madame Vernet

Elle est basse, en ce moment!

Elle dit cette phrase comme une excuse, contrariée parce que la mer s'est retirée à notre approche. Son éloignement la peine ainsi qu'une injure personnelle.

Elle ajoute:

—«Elle va revenir!»

Je l'espère. En attendant, j'antidate sans difficulté ma bonne impression, et m'écrie à l'avance:

—«C'est égal, elle est bien belle, tout de même!»

Madame Vernet me remercie par un sourire. Plus qu'une communion en enthousiasme, cet incident nous rapproche. Nous pouvions attendre tranquillement le retour de la mer.

Le petit train ne bougeait plus. Sa machine l'avait laissé là, s'en était allée, ici frottait son derrière aux antennes d'un wagon de marchandises, et, plus loin, s'exerçait à sauter d'une rainure d'un rail dans la rainure d'un autre, sifflotante, étourdie.

La mer revint lente et calme. Madame Vernet donnait des explications:

—«Il faudrait la voir furieuse!»

Henri

«Quelle impatience! donnons-lui le temps. Qu'elle monte, se couche voluptueuse, sur les galets, comme une femme qui se plaît à palper les os de son amant; qu'elle caresse le pied du fort, se coule derrière la digue, et étende sur ce vilain fond noir sa langue d'animal monstrueux, aplatie et miroitante!»

Je jouis de ma métaphore rococo. Madame Vernet tend l'oreille, ondule son cou un peu gras et remue les lèvres comme si elle suçait des paroles. Déjà je redoute la mer, la merveille de ce monde qui a causé le plus de délires. De nouveau le petit train nous vanne sur les banquettes, entre des rails trop larges qui n'ont pas été faits à sa mesure. Il sent Talléhou, salue du sifflet les gens qu'il dépasse et communique sa gaîté aux voyageurs.

Madame Vernet se prépare. Son âme retombe au milieu des ombrelles, des cannes, des manteaux de voyage, des paquets dont les ficelles «toujours utiles» seront conservées avec soin.

Elle se regarde dans une glace de poche:

—«Je suis affreuse!» dit-elle.

Les larmes, ces douces larmes qu'elle versait à la vue de la mer, se sont traînées comme des limaces sur ses joues poussiéreuses et les ont zébrées de barres. Heureusement, elle a son citron. Elle le partage en deux, m'en donne une moitié et se débarbouille avec l'autre. Elle a beau faire, on voit aux coins de ses yeux, de ses lèvres, ces apparences innommables qu'on trouve sur les tables de restaurant mal essuyées. C'est une leçon pour moi.

Je ne me sers pas de mon citron et préfère rester franchement sale. Il me semble que ça doit moins se voir.

Madame Vernet

Je suis laide, n'est-ce pas?

Henri

Oh! Madame!

Je lui baise le bout de ses gants décolorés, et garde, aux lèvres, un goût de pâte graveleuse.

XVIII

JAMAIS AU NIVEAU DE LA MER!

À Tallehou, ma mansarde sent le bois neuf et la peinture fraîche. Une fenêtre étroite donne sur le petit port, une lucarne découpe une carte de visite de ciel, un œil-de-bœuf s'ouvre sur la mer. Je pousse ma table contre le mur, sous l'œil-de-bœuf, et, solidement assis, je regarde la mer avec fixité.

J'ai l'air de dire:

—«À nous deux!»

Mais elle tient plus longtemps que moi. Mes yeux se brouillent comme sous un jet de verre d'eau froide, et les comparaisons neuves ne me viennent pas. Je fais appel à des mots si magnifiques que deux de leur taille rempliraient un hexamètre. Plutôt, la mer m'hypnotiserait, m'abrutirait doucement. Elle moutonne à peine. Ses petits flots grimacent. En ce moment, elle ne me donnerait pas quinze lignes de copie. Aussi je m'y prends mal. Regarde-t-on la mer par un œil-de-bœuf?

La maison appuie son flanc gauche à une énorme butte cubique qui la protège, elle et son jardin, contre les vents et les vagues. Je monte sur la butte. Elle est tout entière plantée de pommes de terre, dont les feuilles, j'en suis sûr, me feront songer, quand la nuit viendra, à quelque peuple de lapins qui broutent et remuent les oreilles.

Devant la mer, mon embarras recommence. Ma langue ne rend qu'un clappement sec. La mer lèche les rochers, bave, crache dessus: c'est entendu. Ils apparaissent comme des tritons, des titans foudroyés, des animaux préhistoriques, des moutons: parfait! Le flot et la pierre se collettent—bravo!—se cramponnent, écument et grondent—tout va bien!—Mais j'ai vu ça partout, et je demande une sensation qui me soit propre. La Grande Bleue me désespère, car je ne peux lui offrir une image de mon crû. Mieux vaudrait lire une page de Pierre Loti.

En somme, je la trouve bien. Elle m'est sympathique, et j'aime autant la voir qu'autre chose; mais je la souhaiterais (comment dire cela?) un peu plus pareille à une belle montagne. Je lui reproche de manquer de pics neigeux comme j'en ai vu en gravure. Oui une montagne «m'irait mieux», édentée et garnie de petits villages, blancs comme des dés de trictrac.

Sans doute, je reviendrai sur ces impressions, mais la trivialité de ce que la mer me fait éprouver m'exaspère contre elle. Nous ne nous comprenons pas. Un bateau va pêcher des brèmes, toutes voiles dehors: c'est un oiseau qui, les jambes trop courtes, marcherait avec ses ailes. Cet autre bateau rentre au port, et rappelle une vieille femme qui a relevé sur sa tête son jupon où souffle le vent. Un torpilleur manœuvre au loin: gros cigare. Le *Nautilus* de Jules Verne m'a causé plus d'étonnement. Je repousse ces communes associations d'idées: elles rebondissent sur moi comme des boules de bilboquet. La camelote des comparaisons encombre ma mémoire. À chaque vision correspond son expression d'usage: le varech est une chevelure de noyé, et le homard est le cardinal des mers!

Heureux ceux qui peuvent dire simplement d'une belle chose:

—«Voilà une chose qui est belle!»

J'y renonce. Je m'assieds sur un banc qui sera plus tard le banc des «Larmes», et, la tête dans mes mains, je fais noir en mon cerveau, et j'assiste, résigné, comme aux ébats de gamins qui ne peuvent pas se tenir en place, à la danse des publiques hyperboles.

Je me désole de ne pas pouvoir rester un instant au niveau de la mer.

XIX

CIVILITÉS

Madame Vernet

Monsieur Henri, avez-vous du savon?

Henri

J'en ai, Madame, merci.

Madame Vernet

Dites-moi s'il vous manque quelque chose.

Henri

Il ne me manque rien: vous êtes trop bonne.

Elle ne m'a pas encore prié de «voir en elle une seconde mère». Elle n'entre pas dans ma chambre, et quand elle me montre un objet de toilette, je ne vois que sa main, un peu de son bras. Sa main est trop courte, trop sanguine. Au moindre effort, les veines ressortent, et Madame Vernet semble alors avoir des bouts de laine bleue sous la peau. Mais son bras est rond et blanc. Si une tension le découvre, la manche, quoique large au poignet, remonte peu, s'arrête avant d'arriver au coude, et l'étrangle.

—«Avez-vous une brosse?»

Encore! J'ai peur de la voir entrer, et je n'ose pas faire ma toilette. Poète, je porte des bretelles qui tirent, comme une oreille, mon pantalon, et l'élèvent jusqu'à mes aisselles. Mon ventre, au chaud, paraît emmailloté. Debout, inoccupé, je cause, à travers la porte, avec Madame Vernet. Je n'ai pas été, jusqu'ici, gâté par les attentions des femmes, et tant de sollicitude m'amollit.

Madame Vernet

Êtes-vous bien? soyez franc!

Plus j'affirme être comme «un coq en pâte», plus elle s'excuse et s'ingénie. Mes protestations que tout est pour le mieux l'encouragent à trouver que tout est au pire:

—«Ah! ces marins, ce sont de braves gens, mais ne leur demandez pas autre chose.»

Et peu à peu, nous poussant l'un l'autre, nous en arrivons à traiter cette chambre, moi de palais, elle de taudis.

—«C'est à peu près propre, voilà tout!»

Nous perdons un temps précieux. Je dis:

—«Merci, merci, merci.»

un grand nombre de fois, sans m'arrêter, pour en finir, car la manie de déprécier ce qu'on fait d'obligeant agace plus que celle de s'en vanter.

Nous sortons. Madame Vernet connaît le pays, m'en fait les honneurs. D'abord elle me présente aux pêcheurs Cruz, nos propriétaires.

—«Monsieur et Madame Cruz.»

—«Monsieur Henri, un jeune ami de mon mari.»

Les Cruz, en entendant prononcer leur nom et le mien, se demandent ce qu'on va leur faire. Je les salue de la tête: ils me le rendent du genou. Je dis:

—«On m'a parlé de vous en des termes si excellents que je crois serrer la main à de vieux amis.»

Est-ce que je les prends pour des confrères?

Ils répondent enfin:

—«Nous sommes ben aise!»

On ne le croirait pas. On a dû leur couper les paupières pour qu'elles saignent ainsi. Le mari a un collier, une fourrure, un boa de barbe, et quand il se met à rire, c'est pour si longtemps, qu'on pourrait, chaque fois, compter toutes ses dents, une à une, et faire la preuve. Madame Cruz, au contraire, a la bouche mince, froncée. Elle prise, et son nez recourbé, à la pointe remuante, semble toujours en train de piquer sur sa lèvre les brins de tabac qui retombent.

Madame Vernet leur parle avec volubilité, prend des nouvelles du poisson, et m'explique ce que je ne comprends pas, juxtaposant les mots difficiles.

Les pêcheurs, rouges, considèrent avec stupéfaction mon visage pâle. J'ai les pommettes saillantes. On m'affirme que dans deux mois d'ici je ne pourrai plus mettre mes faux-cols et que l'air de la mer aura bouché tous les trous.

—«À tout à l'heure!» dit Madame Vernet.

Ils attendent qu'elle répète encore les noms. Nous nous apitoyons sur leur sort. Leur hâle et leurs yeux sanglants m'ont frappé, et je crée en moi-même un type de marin supérieur, amant de la mer, épris du péril et du rêve, sentimental et sauvage, que je confonds maladroitement avec le père Cruz.

Je l'admire avec effroi; je voudrais soulever son crâne, pour voir à nu les impressions qu'ont laissées là les éléments en lutte, les spectacles grandioses. En même temps, je fais peu de cas de ma propre personne. Que suis-je, comparé à ces héros de tous les jours?

Madame Vernet n'est pas moins troublée, et déraisonne avec plus de bruit.

Madame Vernet

Avouez qu'au point de vue artiste, un marin nous intéresse plus qu'un paysan.

Henri

Celui-ci courbe le front vers la terre; celui-là regarde au loin ou lève les yeux au ciel.

Madame Vernet

Le marin pêche surtout la nuit. Il met dix lieues entre la terre et lui, et, là, seul «entre deux immensités», sur une planche large «comme la main», que la rapidité du courant fait gémir «comme un violon», à la merci des trombes, des brumes, des grands vapeurs qui peuvent le couper en deux sans qu'il ait le temps de crier gare, il attend le poisson «mobile».

Henri

Le paysan travaille le jour. La première odeur qu'il respire en quittant «sa chaumière» est celle du fumier étalé devant la porte. Puis il laboure, somnolent, entre les deux bras de la charrue, le nez au derrière d'un cheval ou d'un bœuf écaillé de crotte. Que voulez-vous qu'il ressente?

Madame Vernet

Le pied sur le plancher des vaches, le marin jette son or avec indifférence.

Henri

Le paysan est avare, et, malpropre, il n'a qu'une chaussette, celle où dorment ses gros sous.

Ainsi chantant notre hymne, nous mettons en strophes égales la grandeur du marin et la bassesse du terrien, tout près de soutenir que ces hommes qui s'agitent ont pêché et vendent leur poisson pour l'amour de l'art. Nous nous élevons ensemble, et nous nous sourions, ivres d'espace, sur des hauteurs.

XX

À FOND DE CALE

Dans le petit port, la mer se gonflait sensiblement au soupir du flux, et, après des hésitations timides où s'essayaient ses forces, soulevait une à une les barques échouées. Elles semblaient se réveiller, et, comme de gros insectes noirs surpris par l'eau, faire effort pour reprendre pied. Des femmes assises sur leurs paniers attendaient les pêcheurs de congres. On apercevait déjà le premier au phare de Rocmer. Ses quatre voiles dehors, poussé par le flot, par la brise, cherchant le vent avec le moins d'écart possible, il grandissait et décroissait dans le raz sans cesse en colère. Il dépassait les bouées, les balises, et, s'acculant au flot, prenait son élan, entrait au port, et, tandis que ses voiles s'abattaient avec un grand bruit doux, venait adroitement toucher la cale de son nez, sa vitesse morte.

—«Il a le ventre lourd, disaient les femmes. Vous l'avez empli.»

Mais les marins ne répondaient pas.

Cuivreux, avec des barbes comme des herbages, pareils, sous leurs capots enduits d'huile cuite, aux Esquimaux qu'on voit sur les images, comme habillés de zinc jaune, trempés et laissant, les bras écartés, s'égoutter leurs doigts, ils attendaient que toutes les marchandes fussent là. Parfois ils se passaient leur manche de toile cirée sur les yeux.

Un petit mousse était couché dans leurs jambes, endormi de harassement. La vente commença. Passés de mains en mains, les congres, grands comme des hommes, étaient jetés sur une large table où ils rebondissaient et glissaient, ranimés une seconde, la gueule fermée parfois sur un hameçon qu'on n'avait pu arracher. Tous portaient au flanc la trace du coup de gaffe qui les avait halés à bord. Les plus petits étaient vendus deux par deux, en frères. Aux gros on faisait les honneurs d'une enchère privée.

—«Et stilà, disait le patron, qué qui vaut?»

On ne se décidait pas. Chaque marchande laissait venir sa voisine, et craignait d'offrir trop.

—«I vaut rien, donque?»

Mais, sans doute, c'était une feinte, car, soudain, l'enchère montait, sou par sou, jusqu'à cent, et au-delà montait encore, cinq sous par cinq sous.

Le patron s'échauffait, frappait la table de ses poings, salivait avec abondance, et, les jarrets fléchis, faisait de brusques inclinaisons de tête. Les marchandes ne parlaient pas et ne surenchérissaient qu'au moyen de rapides clins d'yeux. Quand elles voulaient s'arrêter, elles baissaient les paupières, prenaient une mine désintéressée, avec l'air d'être ailleurs. Au vol, le patron attrapait les signes.

—«Cinq francs dix sous, que l'on dit.»

—«Cinq francs quinze sous.»

—«Six francs! Vous êtes deux».

—«Six francs cinq sous.»

—«C'est-il tout?»

—«Six francs cinq sous à la Marie!»

D'autres bateaux arrivaient, se rangeaient à la cale, et «espéraient» leur tour.

Les marins se posaient des questions sournoises, regardaient les ventres des bateaux, ou, sans gestes inutiles, se racontaient leurs aventures de nuit.

Bien qu'elles fussent toutes les mêmes, ils s'y intéressaient réciproquement.

Tout à coup, une voix de patron s'élevait, brutale et jurante:

—«Nom de Dieu! j'aimerais mieux le jeter à la mé que de vous le laisser pour ce prix-là!»

Et, prenant le congre par la queue, il le brandissait comme une arme menaçante. Mais les femmes, qui savaient les autres bateaux chargés, souriaient, goguenardes.

—«C'est-il pas un vol?» disait le patron, en cédant le congre, tandis que Madame Vernet, au bout de son cantique, le résumait en cette stance:

—«Je ne sais si je me trompe, mais il me semble que tout marin doit être un peu poète!»

La vente, maintenant lente, s'éternisait.

Cependant Madame Cruz fut assez hardie pour acheter, d'un seul coup, la pêche d'un bateau tout entière. Tandis que, courbée, elle palpait les congres, pesait du doigt sur leur ventre blanc et élastique, le petit mousse couché dans les cordes regardait ses gros bas de laine tricotée et ses mollets comparables à des pieux.

La mer avait fini de monter. De larges ondoiements tremblaient sur elle, et s'en allaient mourir là-bas, au fond du port, tout près des laveuses de linge. Du haut du quai, des gamins halaient leurs lignes et faisaient sauter hors de l'eau les plies plates et ovales, dont le ventre brillait comme une glace à main. Leur vente faite, les bateaux de congres venaient s'accrocher à leurs anneaux en bêtes dociles, et on entendait tomber les lourdes ancres éclaboussantes.

Les marins se passaient encore les souvenirs semblables qui leur revenaient de la nuit, et chacun, juge en sa cause, se mesurait consciencieusement le blâme ou l'approbation pour telle manœuvre. Ils s'écoutaient avec patience, et, n'étant préoccupés que de leur propre pêche, ils n'avaient point à se contredire.

Les femmes recouvraient de glu les paniers où s'enroulaient les congres à expédier. C'était le coup de feu. Il s'agissait d'arriver avant le départ du train. Silencieuses, elles coupaient la paille, ficelaient les paniers, accrochaient les étiquettes, en supputant. Des mouettes au cri rauque planaient, haut d'abord, puis se rapprochaient et rétrécissaient leurs cercles autour de la tache rouge d'une tripe de poisson flottante. D'un coup de bec, elles s'enlevaient et s'évanouissaient comme des éclairs blancs.

Il ne restait plus personne sur la mer. Elle berçait tous les bateaux du petit port, les endormait. Puis, comme une nourrice qui s'éloigne, elle redescendit. Elle s'en alla doucement, sur la pointe du flot. Leur crise de déhanchement calmée, les bateaux s'immobilisèrent, accroupis sur leur ventre et leurs pieds courts.

Comme le reflux emportait la mer, la surexcitation de Madame Vernet et la mienne diminuaient.

Henri

Regardez: la mer, c'est une belle femme qui, très soignée dans sa mise extérieure, tiendrait mal ses dessous.

Madame Vernet

Expliquez-vous.

Henri

Je dis qu'elle a de la crasse sous sa chemise. Voyez son lit: un mendiant n'y coucherait pas. Est-ce sale? Les os de sèche y traînent comme des peignes. Les vers, comme une gale, boursouflent la vase. Que pensez-vous de ces crabes attardés, vermine grouillante?

Madame Vernet

Assez, je vous en prie.

Henri

Non, la mer s'est moquée de nous tout à l'heure. J'ai le droit de l'insulter, et j'ajouterai qu'elle sent mauvais. Ce petit port m'écœure comme un nez punais. Ne dirait-on pas un fond de mare, dans une ferme mal tenue, que des canards ont dallé de leur fiente?

Madame Vernet

Voyons, mon ami.

Henri

Non, non, laissez-moi dire. Je n'aime pas qu'on m'en fasse accroire.

Divaguant ainsi, je ramenai Madame Vernet à la maison. J'avais envie de décrier. Une dépêche de Monsieur Vernet nous annonçait son retour. Dans deux jours il serait là, et je n'avais encore tiré aucun parti de la solitude. Je désirais Madame Vernet, je craignais de ne pas réussir, je redoutais son mari, et, tout en estimant qu'il serait plus crâne de l'attendre, je me blâmais sévèrement à cause du temps perdu.

XXI

IMPORTUNITÉS

Madame Vernet

Comment trouvez-vous cette purée?

Henri

Délicieuse, Madame.

Une autre s'en serait tenue là, mais avec inquiétude:

Madame Vernet

Elle n'est peut-être pas assez salée?

Henri

Oh! si.

Madame Vernet

Elle l'est peut-être trop?

Henri

Oh! non.

Madame Vernet

Je vois bien qu'elle ne vaut rien.

Je me réjouissais de ces menus égards et du ton sympathique avec lequel elle me disait:

—«Vous ne buvez pas? vous ne mangez pas?»

Un souffle si doux nous venait de la mer que je n'éprouvais plus le besoin de faire le glorieux et parlais simplement.

Après dîner, nous fîmes une courte promenade sur la route, jusqu'à l'heure et jusqu'au point où les pommiers normands, par leur masse d'ombre frissonnante, nous causèrent de l'effroi. Au retour, afin de me rassurer, j'offris mon bras à Madame Vernet. Hâtifs, les jarrets contractés, nous

pressions le pas, ayant dans le dos la sensation d'être suivis. Aux premières maisons du village, je me tranquillisai, et, joyeux comme un homme qui vient d'éviter un grand danger, je risquai une petite entreprise. Je laissai glisser jusqu'à ma hanche le bras de Madame Vernet et, en le relevant, le serrai: elle ne me rendit pas la pression. Je feignis de butter une pierre et de perdre l'équilibre: elle poussa un cri, mais me laissa reprendre mon aplomb tout seul. Au Christ de granit qui, planté sur la jetée, protège, de ses bras écartés, le village contre la mer, Madame Vernet s'arrêta pour souffler.

Elle trouvait au Christ une figure «originale». Elle s'assit sur une marche et me pria de m'éloigner un peu. Elle voulait rester avec elle-même. Les mains dans mes poches, j'allai, sur la pointe du pied, écouter la mer. La lune y projetait un sentier étroit, et si direct, que je n'aurais eu qu'à enjamber pour monter vers elle. Parfois, je me rapprochais, à reculons, de Madame Vernet, espérant qu'elle allait me dire: «Rentrons!»

Elle continuait de s'absorber. Les petits phares me regardaient. Je jetai des cailloux dans l'eau.

—«Quand j'en aurai jeté dix, me disais-je, elle aura fini de rêver.»

Elle s'obstinait à faire la bouche d'ombre au pied du Christ, qui, pour cette cause, m'indisposait, comme un prêtre.

—«Cela m'a fait du bien», dit-elle enfin.

Mais il fallut monter sur la butte pour une nouvelle station. Quand nous fûmes assis chacun à une extrémité du banc:

Madame Vernet

Vous devriez déclamer des vers.

Henri

Ah! non, par exemple! C'est assez d'émotions pour une journée.

J'allais dire: «Allons nous coucher!», mais le mot était brutal, le pluriel insolent, et, après une brusque saute d'humeur, j'eus encore le courage de louanger les étoiles, dont quelques-unes filaient à propos.

Madame Vernet

Ne dirait-on pas qu'elles tombent dans la mer?

Henri

Ça fait cet effet-là.

Je bâillais si grand, qu'une d'elles eût pu me tomber dans la bouche.

Madame Vernet

On serait bien là, pour pleurer!

Le feu tournant du phare de Rocmer clignotait au loin.

—«Qui sait, dit-elle, combien de marins ont été sauvés par cet œil secourable de la nuit?»

Aussitôt elle ajouta:

—«Oui, mais qui sait combien d'oiseaux, attirés par sa flamme, s'y sont brisé les ailes?»

Elle se délectait dans sa tristesse. Un châle de laine étroitement serré autour de ses épaules, et les yeux fatigués par la lumière intermittente du phare, elle lui rendait grâce comme au sauveur des pauvres marins et le maudissait comme le tueur des petits oiseaux.

XXII

LA DERNIÈRE STATION

Elle avait lieu à la porte de sa chambre, et je l'aurais volontiers prolongée. Nous tenions chacun une bougie, qui s'agitait à notre haleine. Madame Vernet, la main sur la clef, ouvrait et refermait la porte, selon que l'entretien semblait mourir ou se ranimer. Aux entrebâillements, j'apercevais le blanc d'un rideau, le poli rougeâtre d'un meuble d'acajou, l'éclair d'un chandelier argenté, tout un fond de chambre à coucher, endormie dans une lumière discrète.

—«Allons, bonsoir!»

—«Bonne nuit, à demain.»

—«Si nous sommes encore de ce monde!»

Et ainsi de suite, jusqu'à l'immortalité de l'âme, dont nous parlions avec intérêt durant quelques minutes.

Comme une chatte qui flaire une attrape, elle se tenait à distance, son bougeoir défensivement levé à la hauteur du menton; et, quand je lui serrai la main, je la secouai avec vivacité, car une goutte de bougie fondue et brûlante tomba sur la mienne.

—«Quelle femme stupide! me disais-je, en rentrant chez moi. Ne pouvait-elle m'inviter à la suivre? Ne voyait-elle pas que j'en avais envie? Est-ce qu'elle n'est pas l'aînée? Est-ce que je sais, moi, si je dois ou si je ne dois pas? C'est à elle qu'il appartient de commencer, non à moi. Avec le bonheur que nous perdons ainsi bêtement, par sa faute, on pourrait saoûler un ange toute son éternité!»

J'entendais marcher Madame Vernet, et je fus pris d'une curiosité polissonne. J'aurais bien creusé un trou dans le plancher; mais, outre qu'on ne perce pas un plancher avec une aiguille, écouter me suffirait et me compromettrait moins auprès de ma conscience inégalement délicate. Ma bougie soufflée, la respiration contenue, les pieds nus, je me mis à plat ventre, et, le front collé au parquet, sur une jointure, je suivis Madame Vernet de l'oreille. Cela ne gênait personne. Un son me faisait deviner une scène, et parfois tout mon corps tressaillait onduleusement. J'entendais les pantoufles de Madame Vernet claquer, l'eau couler. J'expliquais son

remue-ménage comme un texte; j'interpolais ses silences comme des ratures, et je traduisais à ma fantaisie.

—«Je la vois, me disais-je: c'est une personne propre, mais ce n'est pas une actrice; elle ignore les crayons qui peignent les cils, le noir de charbon, le rouge d'Orient et la graisse de cire blanche.

Elle n'est donc pas obligée de se débarbouiller d'abord avec une crème: un lavage à l'eau de Cologne suffit. Elle a quelques cheveux faux, mais elle en a un plus grand nombre qui sont vrais. Comme je n'entends qu'un seul versement à la fois, elle ne se sert pas d'eau tiède: son médecin lui a recommandé l'eau froide en toute saison et pour tout.

Elle a les seins un peu tombants et des nids dans les épaules. Cela m'est égal, je ne m'en sers jamais. Les épaules d'une femme sont pour ses danseurs et ses seins pour ses enfants. Elle n'est pas trop cambrée, car plus une femme se cambre, plus son ventre ressort. Elle parfume sa chemise d'héliotrope blanc et entre dans son lit à reculons, ce qui lui permet de regarder longuement sa jambe, sans contredit le plus beau morceau d'elle-même. Je m'imagine que, le matin, elle sort de ses draps avec lenteur, afin que ces nobles jambes se découvrent, comme apparaît, dans une inauguration officielle, le marbre lumineux d'un groupe, quand l'ouvrier, ému, d'un geste lève la toile, au signe du président.

Je me redressai, et, mettant une sourdine à tous mes mouvements, je me déshabillai avec un sourire obstiné, comme si j'allais m'étendre auprès d'elle.

XXIII

INSOMNIE

La chambre de Madame Vernet est-elle une fournaise sous la mienne? Je me retourne. J'ouvre l'œil-de-bœuf. Vienne toute la fraîcheur de la mer!

Je m'agite ainsi qu'à l'approche d'un événement. Si Madame Vernet entrait dans ma chambre, en chemise, posait son bougeoir sur la table de nuit, s'aplatissait sur mon corps, je la trouverais «très naturelle», et je lui pardonnerais de m'avoir fait attendre. J'ai toujours, en pensée, brusqué les dénouements. D'une femme à peu près jolie rencontrée dans la rue je dis:

—«Mâtin! quelle nuit on passerait avec!»

Une mère de famille a quatre enfants, mais elle est encore belle: donc elle m'attendait pour m'offrir ce qui lui reste de beauté. Quant aux jeunes filles, elles grandissent pour moi, et je les prendrai dès qu'elles me «diront».

Des nudités nuageuses se forment et se déforment. Je dois avoir les yeux injectés de sang. Comme un jardinier qui, par une blanche matinée d'avril, crève du nez de son sabot les toiles d'araignées tendues sur les allées, je brise des virginités, sans remords. À moi les lèvres framboisées! Poète-avocat, je viens de me meubler un salon tout neuf et j'attends la clientèle. Mais mon rêve est un mât de cocagne savonné où je glisse, les mains vides.

Ma faim de chair fraîche errait, tenue par une ficelle. Je la ramène. Voilà que je respecte toutes les femmes et me dis des gros mots.

—«Tu jugeais les autres familles d'après la tienne, où l'immoralité suinte. Sache qu'il y a des femmes satisfaites de coucher avec un seul homme!»

Une lépreuse voudrait-elle de moi? J'en doute.

Mais qu'est-ce qu'elle fait donc, qu'elle ne vient pas?

Si j'allais la chercher!

Quoi de plus simple? Ayant passé mon pantalon, j'irai frapper trois petits coups à sa porte. Le verrou n'est pas mis. J'entrerai dans l'obscurité et je ferai réchauffer mes pieds glacés.

C'est généralement ainsi que les choses s'arrangent, ou mes lectures m'ont bien trompé. Neuf fois sur dix ça réussit. À la dixième, on ne meurt pas. Je me sens lâche. J'ai peur des gifles, d'une lutte corps-à-corps, des cris qui réveilleraient les pêcheurs Cruz. J'ai peur encore du ridicule, d'un rire méprisant, d'un crachat à la face, et je me vois collé au mur, stupide, débraillé, ma culotte tombante et mes pieds nus, avec leurs doigts déformés par les marches de régiment, avec leurs cors. Je m'imagine stupide de honte et les cheveux pleureurs, dans le flamboiement d'une allumette.

Sûrement elle résisterait, et je ne sais pas du tout comment on s'y prend pour violer une femme. Quelqu'un m'a dit qu'il fallait frapper un coup sec au bas du ventre. Est-ce avec la main ou avec la tête, comme un bélier? D'autres prétendent qu'il suffit de presser fortement sur le nombril, comme sur le bouton d'un timbre.

Soit, mais elle peut ne me montrer que le dos, pour rire à son aise, en cavale sauvage. Or chacun sait qu'un coup de pied entre les cuisses d'un homme le tuerait net, en tous cas l'endommagerait irréparablement.

Je ris de mes hypothèses extravagantes, et j'aime à me figurer la scène, ce qui me détourne de la jouer. Je me promène et m'évente en secouant ma chemise. L'œil-de-bœuf souffle dans mon col déboutonné.

Je me surprends à dire:

—«Hé! hé! tout de même, si j'osais!»

Je ricane, mais je n'ose pas. Je n'ose jamais rien, et ma hardiesse, je la mets tout entière dans ce que j'appelle, avec un faste pédantesque, mes concepts.

Tout dort, excepté moi. Si j'écoute au plancher, je ne percevrai que la respiration calme de Madame Vernet. Par l'œil-de-bœuf, j'entendrai le doux ronflement de la mer. Les rouges pêcheurs Cruz gardent au creux de leur lit de plume l'immobilité de deux homards cuits. Les bruits qui me viennent du dehors ne sont que des bruits endormis.

—«Allons! quand on est brave comme toi, on se recouche!»

XXIV

LE BOBO

De ma fièvre il me reste au bord de la lèvre inférieure une petite tumeur arrondie et dure. Je passerai le jour à la mordiller, à l'écorcher, à la rendre hideuse comme une punaise écrasée. Je ne lève plus les yeux sur Madame Vernet, et je lui parle avec un contournement de cou qui me fait mal; ou, rabattant ma lèvre et mes dents du haut sur le bouton, je l'enferme et le tiens opiniâtrement caché. Mon palais en goûte l'aigreur. Pour varier, je tâche de disparaître derrière ma main en éventail. Je louche et je compte mes doigts.

À table, c'est un supplice. Je mange vite, le nez dans mon assiette, les morceaux pressés, et je construis un rempart avec l'huilier, la carafe, les bouteilles vides ou pleines. Mal élevé, je garde tout près de moi. Cependant je voudrais savoir ce que Madame Vernet pense de «mon affaire».

Elle souffre de ma gêne. Elle ne montre aucune répugnance et ne se penche pas du côté de la fenêtre. Elle me regarde franchement, enfin n'y tient plus, et veut me ragaillardir.

Madame Vernet

Ces maisons de bois sont si mal closes que les bêtes y entrent comme chez elles. Toute la nuit j'ai été dévorée.

Henri

Si encore elles étaient propres, ces bêtes!

Madame Vernet

Ce n'est pas qu'elles soient sales, mais elles piquent. J'ai les yeux tout enflés. Ce matin, je ne voulais pas descendre.

Henri

Alors, j'aurais bien fait de rester chez moi, avec ma lèvre?

Madame Vernet

Quelle donc lèvre?

Henri

Comment! quelle donc lèvre? Ne voyez-vous pas?

Madame Vernet

Bah! qu'est-ce que cela? Regardez ce que j'ai, moi, près de la tempe.

Henri

J'aperçois avec beaucoup de peine un imperceptible point blanc. Peut-être même est-ce une pellicule. Pour ma part, je suis confus et je vous fais mes excuses. Mon sale bouton est horrible à voir.

Madame Vernet

Je vous assure qu'il n'est pas si vilain que ça!

Henri

Quelle charmante femme vous êtes!

Ainsi, ce que je redoute tourne à mon avantage. Si j'insistais, elle trouverait mon bouton joli et qu'une mouche habile l'a posé sur ma lèvre pour le plaisir des yeux. Je ne sais par quel hommage lui prouver ma gratitude, et je m'attrape une fois de plus; je me gourmande durement, car je n'ai eu, cette nuit, à l'égard de cette femme exquise, que des pensées mauvaises.

Réhabilité, j'oublie mon bouton; je donne un gros sou à un mendiant, en ayant l'air de lui dire, comme si je lui faisais une rente perpétuelle:

—«Tiens, mon ami, ne travaille plus, amuse-toi, vis largement!»

Puis j'entreprends l'éloge de Monsieur Vernet et je vante son bonheur.

Madame Vernet

À propos, j'ai reçu une lettre: il arrive demain avec notre nièce. Vous verrez Marguerite, un enfant, mais un gros enfant. À seize ans, elle est plus grande que moi. Je ne mettrais pas son corset et je ne trouve pas le bout de ses bottines. Il vous faudra jouer avec elle, vous dévouer, redevenir petit garçon. Elle vous donnera des coups de poing, vous fera des bleus, vous posera des questions. Vous me relaierez, car elle me fatigue: impossible de penser à côté d'elle! Il est indispensable qu'elle

bavarde, qu'elle lutte à main plate. Sa poupée a plus de raison qu'elle. Je l'aime beaucoup. Elle a bon cœur. Je ne lui reproche que d'être insignifiante. Il me semble qu'à son âge j'avais déjà mes idées à moi. Je tâchais de comprendre la vie, dont elle se moque.

Enfin, si elle vous ennuie trop, ne vous gênez pas, rabrouez-la: c'est une gamine qui ne «tire pas à conséquence».

XXV

SCÈNE

Sur la butte, encore. La nuit est tombée. Devant nous, toute la mer. Derrière nous, le carré des pommes de terre qui remuent et l'agitation d'ailes, le bruit de gorge des pigeons qui s'endorment. Des souvenirs de théâtre me reviennent. Il me paraît qu'une scène se prépare, et, comme si nous repassions nos rôles, nous nous taisons, et nous écoutons en nous la montée lente des choses à dire. Plus tard, Madame Vernet m'affirmera qu'elle a lutté, qu'elle s'est désespérément défendue contre moi, son honorabilité raidie ainsi qu'un bras tendu. Et moi aussi je lutte. J'ai traditionnellement écrit, déchiré, recommencé et enfin brûlé une lettre que je regrette comme si j'avais mis mon cœur en cendres.

Par quel mot effaroucher le silence?

Il vaudrait mieux ne point parler, et, par un rapprochement gradué de nos corps, faciliter la pénétration de nos pensées. Demain, nous ne serons plus seuls!

Parfois, grossièrement tenté, j'ai envie de poser ma main sur le front de cette femme, de la serrer aux tempes avec violence et de lui dire:

«Allons! pas tant de raisons, lève ta robe!»

Mais la douceur de l'air, la phosphorescence des vagues, le recueillement de la nuit m'apeurent. Je ne me sens pas en train pour faire le malin, et je retiens ma gaudriole, comme un homme qui perd tout à coup sa gaîté en longeant le mur d'un cimetière.

Ce serait plus commode s'il s'agissait de la demander en mariage. Je me composerais une fois de plus un ami de circonstance auquel je donnerais toutes les qualités et un ou deux défauts. Elle me comprendrait. Nous parlerions posément, en gens qui font une affaire pour un homme de paille. Nous discuterions sans trouble. Elle dirait:

—«Habite-t-il la province? Vous savez que s'il habite la province, je n'en veux pas. Restons-en là.»

Ou bien:

—«Fume-t-il au moins? Un homme qui ne fume pas n'est pas un homme.»

Ou bien encore:

—«Est-il brun ou blond? Je préfère qu'il soit blond. C'est peut-être moins beau qu'un brun pour commencer, mais c'est meilleur teint, et ça dure jusqu'à la fin.»

Malicieusement elle dénigrerait en lui ce qu'elle apprécie en moi. Selon que mon ami me serait un rival ou un repoussoir par contraste, j'avancerais ses affaires ou les déferais. Nous nous amuserions, sérieux. Enfin, avec la gravité d'un haut fonctionnaire qui dit à l'huissier: «Faites entrer!» Madame Vernet dénouerait la comédie marivaudante:

—«Présentez cet ami!»

Quel échec pour lui! quelle victoire pour moi, quand je trouverais opportun d'apparaître, matois faune qui soulève des branches!

Mais il ne s'agit que de l'emprunter.

Le menton au creux de sa main, elle m'attend. Bien que je l'aime de tout mon cœur, je trouve son attitude disgracieuse. Elle s'est ramassée en grenouille de jeu de tonneau, et son buste, ses reins, informe masse d'ombre, occupent trop de place. Sa tête se détache de profil, pâlotte de froid, silhouette à la craie sur un fond de charbon. Mon regard glisse sur le front, tombe dans le noir de l'œil, se relève à la pointe du nez, ou passe entre les lèvres ouvertes comme en un cran de mire. Me dandinant, je lui mesure des reflets de lune, comme on dispose les rideaux d'une chambre de malade.

Le silence nous importunes plus qu'un bavard.

Henri

Est-ce que vous dormez, chère Madame? Est-ce l'odeur du thym marin qui vous entête, ou, sphynx de faïence pour cheminée, rêvassez-vous?

Madame Vernet

Quand serez-vous poli? Il est temps que mon mari revienne me défendre.

Henri

Contre moi ou contre vous?

Madame Vernet

Contre l'ennui.

Henri

Vous avez trop d'esprit. Je ferai ma malle cette nuit, et je partirai demain.

Madame Vernet

Bon! Qu'avez-vous besoin de faire le fantasque avec une vieille femme comme moi?

Henri

Je partirai demain.

Madame Vernet

Dites ce qui vous prend.

Henri

Tenez, Madame, vous n'êtes plus jeune, mais convenez que vous n'êtes pas encore vieille, vieille. Vous vous dites: «Ce garçon n'est pas beau: aucun danger. Il m'amuse, m'intéresse et m'émeut quand il dit des vers.» C'est une anthologie: on n'a qu'à l'ouvrir. Nous allons faire ensemble de l'amour spirituel. Il sera mon troubadour. Quand je le ferai chanter, il me semblera qu'on me caresse l'oreille avec le dos d'un chat. S'il veut me toucher, je crierai: «À bas les pattes! poète!» Dieu merci, mes sens ne me tourmentent plus. Je trouve même qu'on accorde trop d'importance à la chose, oui, à la petite convulsion physique. Ce qu'il faut remplir, c'est mon cœur. Heureuse femme, je m'installerai à l'aise pour un long spectacle, et, les narines ouvertes, j'attendrai le nuage d'encens. Je dirai: «Allume les brûle-parfums. L'heure est venue de flairer quelque arôme!» Je me compromettrai un peu, et les bonnes amies siffleront:

—«Elle a son poète de poche, qu'elle garde pour elle, au chaud, dans ses jupes.»

«Mais quand on est très honnête, on peut s'offrir des douceurs et récompenser sa vertu. Est-ce que je trompe mon mari, oui ou non? Toute la question est là. D'ailleurs, vous voulez rire, à mon âge?»

Songiez-vous, Madame, que vous pouviez m'arracher le cœur comme ceci:

Je me baisse, et je saisis un pied de pomme de terre. Il résiste. Je suis obligé de m'y reprendre à deux fois. Puis il cède, et je me promène de long en large sur la butte, le souffle fort, écrasant des feuilles dans mes doigts, et lançant de temps à autre, avec un éclat de voix, une pomme de terre à la mer.

Madame Vernet, interdite, ne bouge pas. Mes paroles, comme si je les avais jetées au creux d'un puits profond, n'ont pas encore retenti en elle. Enfin, à mon passage, elle me prend la main, me fait asseoir sur le banc, et me dit, presque sévère:

—«Vous me faites beaucoup, beaucoup de peine.»

Elle reprend:

—«Voulez-vous que nous causions un peu? car, mon pauvre ami, vous n'avez dit jusqu'ici que des sottises. Elles ne comptent pas. Croyez que déjà je les ai oubliées, et répondez-moi comme à une mère.»

Mais je me relève, et, plein de colère, je crie:

—«Bon sang de bon sang! vous n'êtes pas ma mère, vous êtes une femme que je veux! là! Êtes-vous contente, et suis-je assez brutal?

Madame Vernet

Les femmes ont dû vous faire bien souffrir pour que vous les méprisiez tant!

Henri

Quelles femmes? Ah! c'est vrai! vous me prenez pour un viveur. La tradition est là: le poète est un dresseur de femmes. Il ouvre les bras en demi-cercle: une femme saute dedans. Il ploie le genou: une femme s'assied dessus. Il se met sur le ventre: une femme docile se couche le long de lui. Sur nos calepins sont inscrites des listes de noms. Qui vous détromperait? Je ne sais pas si mes confrères sont plus heureux que moi, mais ma part a été insuffisante. Quand j'avais bu deux bocks et mangé une choucroute, je disais: «Mâtin! quelle noce!»

Vrai, je ne mentais pas absolument, car je n'aime ni la saumure ni la bière, et en risquant un mal de cœur je méritais de moi-même et je pouvais montrer la pâleur de mon visage comme la dépouille d'un ennemi vaincu.

Quant aux femmes, qui m'ont fait tant souffrir, comme vous dites, je les absous en public et solennellement.

Elles étaient innocentes de mes peines, les pauvres! J'affirme qu'elles n'y entendaient pas malice. Si j'ai pleuré, tant pis pour moi: rien ne m'y obligeait. M'entendez-vous reprocher aux femmes de mon passé les tourments auxquels mon âme fut soumise? N'est-ce pas moi, plutôt, qui leur dois des excuses? Plus d'une fois, dans mes «nuits d'orgie», il m'est arrivé de me réveiller en sursaut. Quelque chose remuait sur le lit. Je saisissais et je lançais au milieu de la chambre une masse poilue qui se mettait à crier furieusement.

C'était le petit chien de «ma femme», car nous les appelons «ma femme», ces chères filles, pour jouer «à la famille» et nous donner l'air de supporter des charges.

Elle me disait:

—«Sois gentil, fais-lui une place!»

Elle m'aimait moins que son chien. Je ne m'en sentais pas humilié. Je me collais contre le mur, et nous nous rendormions tous les trois. Ainsi ma vie de cœur est vieille d'une dizaine de nuits à prix fixe, et ma science de la femme se compose d'une courte étude sur son goût excessif pour les petits chiens. Je suis vierge ou peu s'en faut, et je dirais de moi volontiers: «C'est bon comme du neuf!»

Madame Vernet

Si vous êtes sincère, je regretterai éternellement de vous avoir connu.

Henri

Pourquoi? Votre vie était insipide. Mettez-y le charme d'une torture.

Madame Vernet

J'aime mon mari, Monsieur.

Henri

Plaisantez-vous? Je parlais chien tout à l'heure. Vous aimez votre mari comme un gros chien. Cela ne me gêne pas. On n'est pas jaloux d'un gros chien.

Madame Vernet

Vos insolences, l'étalage de vos sentiments vrais ou faux, votre manque de tact, et l'habileté avec laquelle vous abusez de ma situation, me font en effet comprendre que votre présence ici sera impossible, et je devrai renoncer à une bonne amitié que je croyais réciproque.

Henri

Ta! ta! Si, le gilet vaguement ouvert, je vous disais: «Madame, lisez dans mon cœur: il ne s'y passe rien que de pur; ce que j'aime en vous, c'est la grandeur de votre intelligence, l'élévation de vos rêves et la hauteur de vos pensées,» vous me prendriez pour un architecte; et, si j'ajoutais: «Oui, enfermez hermétiquement votre corps dans une boîte en fer, cachetez vos lèvres, mettez votre chair sous clé; c'est de la matière, et je ne veux de vous que l'esprit», vous me traiteriez de béjaune, en murmurant: «Je ne suis pourtant pas si déjetée!» Et vous auriez raison, car vous êtes une admirable femme, et je veux tout ou rien.

Inhabile à caresser une femme vêtue, je tire machinalement une boucle de ses cheveux. Elle fait un geste de la main, comme pour écarter une mouche.

Madame Vernet

Oh! vous m'avez fait peur!

Henri

Vous voyez bien!

Pourquoi ne se lève-t-elle pas? Attend-elle que je m'en aille le premier? Je n'ai plus rien à dire, et je reste dans le doute pénible qui suit les examens.

Madame Vernet

Quel malheur! vous si bien doué!

Je devine qu'elle exagère. Elle me voit perdu si elle résiste, indifférent à la gloire et laissant mourir mon beau talent en fleur dans un verre vide. Si elle succombe, au contraire, quel ennui! Elle imagine une vie de mensonges, des alertes, des taches de sang même. Je ne peux pourtant pas lui dire que l'amour le plus dru marche six mois à peine, un an au plus,

qu'on s'habitue à l'adultère, qu'on peut avoir, avec l'envie de se venger, la peur des armes à feu, et qu'un malheur prévu n'arrive jamais.

Tous les partis l'effraient par leur apparence d'immutabilité. Si je m'en vais, il refera brumeux autour d'elle. Si je reste, elle devra accepter toutes les conséquences de mon voisinage.

Madame Vernet

Pourquoi faut-il que vous m'ayez connue? Que faire?

Henri

Que faire? Me voilà joli. J'étais tranquille, je travaillais en paix, me disant: «Si j'ai quelque talent, le monde finira par s'en apercevoir!» D'abord vous ne m'avez pas troublé. Je pensais: «Oui, sans flatterie, c'est une femme supérieure. Qu'elle m'accorde une affection de camarade! Je la consulterais sur mes projets, et plus tard, quand mon nom sonnerait gentiment, comme une clochette neuve, je tournerais sans cesse la tête vers elle pour lui demander conseil, et elle me dirait: «Allez! mais allez donc!» avec un bon sourire.

Madame Vernet

Mon pauvre enfant! croyez-en une femme qui a presque le double de votre âge: votre cœur vous jouera de vilains tours!

Et, avec brusquerie, elle m'a embrassé sur la joue, en sœur.

Mon émotion me venait de mes paroles.

Étreignant les poignets de Madame Vernet:

—«Aime-moi, Blanche, lui criai-je; je t'en supplie, aime-moi!»

Elle se leva droite, cambrée, et, seulement de la tête, me fit signe que non. La blancheur de son cou tentait mes dents. Ses yeux troublés s'avançaient sur moi comme des yeux morts photographiés. Je lui soufflais encore, mes doigts griffant ses épaules:

—«Aime-moi! dis, aime-moi!»

Mais elle me parut une ennemie en garde, impénétrable. L'attraction de mon âme ne déterminait pas la sienne. Dressé sur la pointe des pieds, le corps détendu, pareil à un animal qu'on veut noyer et qui s'accroche au

rivage, et, la langue lappante, pousse des soupirs, je fis un vain effort pour absorber cette femme, et je ne baisai que du vent.

Mes bras se détachèrent d'elle et retombèrent comme un linge mouillé. Elle traversa la butte, sans se hâter, et descendit l'escalier de planches, qui rendit le gémissement d'un ivrogne couché qu'on dérange. Elle s'éloigna, étonnamment grandie, souveraine de mon être en suspens. Elle disparut.

XXVI

JE RESTE

La sécurité de mon parasitisme est compromise. J'ai dispersé les plumes de mon nid douillet. Il va falloir déguerpir. Mais je ne regrette pas seulement Madame Vernet; je regrette encore ce bien-être, cet état d'esprit où je me sentais chez moi, cette aisance des gestes et de la parole, ces chatouillements à ma vanité, cette admiration crédule que je savourais, la bouche en suçoir. Je regrette les causeries sentimentales où ma personnalité, comme un ventre plein, prenait des poses libres, où je me communiquais en manches de chemise. Plus que la nourriture du corps, je regrette les compliments point ironiques, les exclamations, les signes d'assentiment, les «vrai, on peut dire que vous en avez, vous, du talent!» Je regrette les prédictions qui mettaient l'avenir à mes pieds, comme un tapis.

Je fais ma malle, je place, déplace mes trois paires de chaussettes. Un caleçon en mains que je ne me décide pas à caser, je souris à mes souvenirs. Je traîne de temps en temps ma malle sur le plancher, afin que Madame Vernet devine mon projet de départ, et, au moyen d'un cri d'angoisse, s'y oppose.

Je la ferme avec bruit, m'assieds sur le couvercle et regarde les filets qui pendent aux murs, les lignes roulées sur leurs cadres de bois, les lampions qui servent à tous les quatorze-juillet, les drapeaux chiffonnés qu'on a jetés dans un coin comme après une bataille pour rire. C'est bien de ma faute si ce qui arrive arrive. Je paie ma butorderie. Je partirai, mais des lâchetés attendent ma résolution au passage. Madame Vernet ne m'a pas formellement donné congé. Je peux lui tendre la main, «sans avoir l'air de rien.» Elle oublierait certaines injures et ne se rappellerait que les plus flatteuses. Si elle hésitait, je lui dirais:

—«Montrez que vous êtes une femme d'esprit»,

pour en obtenir une bêtise?

En suis-je à une humiliation près? Quand une femme vous donne un soufflet, on attrape son bras au vol, et on le tord jusqu'à ce qu'elle reconnaisse qu'elle voulait caresser.

Ainsi je faisais le compte de mes chances de disgrâce, rouvrant ma malle pour la refermer, oubliant cette fois une chemise, et cette autre, un compartiment entier. Je préparais ma réponse à cette question:

—«Qu'est-ce que vous avez remué toute la la nuit?»

—«J'ai fait ma malle!»

Je laisserais tomber ce magique «J'ai fait ma malle» sans chercher à produire un effet, sans tristesse d'apparat.

Pouvais-je prévoir que Madame Vernet trouverait un mot d'esprit et de cœur, un mot fondant dont la saveur se répandrait presque matériellement en moi, et que je goûterais comme un communiant? Pouvais-je espérer qu'elle me dirait, innocente et subtile:

—«Restez pour mon mari!»

XXVII

JE RENDS DES SERVICES

Nous attendons à la gare Monsieur Vernet et la nièce. Le petit train, pareil à ceux qui tournent aux fêtes des banlieues, siffle de joie, fier d'effaroucher des poulains qu'il couperait comme vent. Des têtes se montrent; un mouchoir s'agite.

Madame Vernet

Regardez sa bonne figure.

J'aperçois la bonne figure. Un bœuf est monté en seconde. Le petit train s'avance avec des précautions, des temps; mais on ne le prend pas au sérieux, et les quatre ou cinq voyageurs sont descendus, tirant leurs paquets, qu'il remue encore. Il pousse des cris aigus comme un maître d'école qui ne parvient pas à dominer sa classe.

Pendant que la famille s'embrasse, je me tiens à l'écart, et je demanderais à Monsieur Vernet sa couverture de voyage, pour me donner l'air d'en être aussi, moi, de la famille. Je trouve les effusions de mauvais goût, et je crierais:

—«Je suis là; il y a quelqu'un qui vous regarde: contenez-vous.»

Madame Vernet a une crise quand elle embrasse Mademoiselle Marguerite. Elle dit:

—«Oh! ma grande fille!»

pleure, pâlit, se trouve mal. Monsieur Vernet la conduit au cabinet du chef de gare, si j'ose m'exprimer ainsi. Elle s'assied. Cela va mieux.

—«C'est les nerfs!» me dit Monsieur Vernet qui lui tient la main. Il lui passe sur les tempes un mouchoir grisaillé, un mouchoir qui a fait un long voyage.

Je réponds:

—«Oui, c'est les nerfs: ça ne sera rien».

Toute l'administration du chemin de fer est rangée autour de nous, compatissante. Chacun pense, comme moi, que cela ne peut pas être

grand'chose. Mademoiselle Marguerite, un sac de cuivre rouge sur le ventre, dit par intervalles égaux:

—«Comment vous portez-vous, ma tante?»

L'effet qu'elle a produit sur sa tante l'a d'abord étonnée, et une grosse envie de pleurer contenue lui gonfle les lèvres, bouffit les joues: les yeux vont disparaître.

Madame Vernet reprend ses sens, un à un, y compris le sens du ridicule, qui plus que les autres lui a fait défaut. J'interroge Mademoiselle Marguerite.

—C'est la première fois que vous venez à la mer?»

marguerite

Oh! oui, Monsieur.

Elle se met à rire.

Henri

Êtes-vous contente de voir la mer?

marguerite

Oh! oui, Monsieur!

Elle se remet à rire.

Je me tourne vers Monsieur Vernet.

Henri

Avez-vous fait un bon voyage?

Monsieur Vernet

Vous savez, du moment que le train ne déraille pas, je fais toujours un bon voyage.

Si on me répond bêtement, c'est peut-être parce que je questionne bêtement.

Madame Vernet remise, nous partons.

Madame Vernet

Est-ce sot de pleurer ainsi sans savoir pourquoi!

Henri

Si on savait pourquoi, ce serait encore plus sot.

Elle prend le bras de Monsieur Vernet. Mademoiselle Marguerite marche à côté d'eux, et moi, je suis derrière, comme quelqu'un de la maison qui attend qu'on lui remette le bulletin des bagages. On part; je me donne une contenance en expliquant la mer à Mademoiselle Marguerite.

Je dis:

—«Voilà un bateau; voilà un marin.»

Elle répond:

—«Oui, Monsieur, oui, Monsieur!»

Et quand elle ne se surveille pas:

—«Oui *Msieur*!»

en riant toujours, sans malice.

Tous les trois montent aux chambres s'embrasser à l'aise et faire un peu de toilette. Je me promène dans le jardin; je donne des indications à la bonne, pour le dîner, pour distribuer les places, et je tire un seau d'eau. Je voudrais plier les serviettes, mettre les chaises, enfin montrer que je ne suis pas tout à fait une bouche inutile. Je me sens si isolé, si peu invité, que je m'efforce de dire à la bonne des choses familières qui me gagnent la considération et la sympathie de cette brave femme. Je n'ai jamais été plus chez les autres que maintenant.

XXVIII

À TABLE! À TABLE!

Madame Vernet

Comment la trouvez-vous?

Henri

Oh! les jeunes filles!

Je hoche la tête et fais la moue, tristement. Madame Vernet est gaie, et je ne lis dans ses yeux ni défi ni promesse.

Madame Vernet

N'est-ce pas qu'on est bien ici?

Monsieur Vernet

Je te crois!

Il a un complet de molleton bleu. La jeune fille regarde les assiettes. Elles sont à fleurs et à légendes; l'huilier est à fleurs; la suspension est à fleurs. Les murs sont peints en bleu tendre. Sur la commode, on voit trois globes de verre: celui du milieu recouvre la couronne de mariée de Madame Cruz. Les deux autres globes emprisonnent des fruits. Sur la cheminée on voit encore trois globes de verre. Celui du milieu recouvre la Sainte-Vierge et le Petit Jésus. Jésus a perdu sa tête, mais la Sainte-Vierge a sur la sienne une pomme d'or, et elle se tient raide, de peur de la laisser tomber, comme si elle attendait la flèche de Guillaume-Tell. Les deux autres globes emprisonnent des fruits. Aux deux bouts de la cheminée, deux chiens indescriptibles sont assis sur leur derrière de porcelaine. Dans des cadres dorés pendent des mers, des vaisseaux, des ports, des tempêtes. Devant moi, une glace reflète la manière dont je mange. J'y mire mes gestes, mes bouchées, la propreté de mes moustaches, et la distinction de ma main, quand je bois, le petit doigt en l'air.

Monsieur Vernet

Trouvez-moi des œufs comme ceux-là à Paris! Voilà un poisson qui n'a pas été conservé huit jours dans la glace!

Arrivé depuis une heure, il se sent déjà mieux. Il trouve la soupe bien trempée, «comme de l'acier». Il tape fortement sur sa large poitrine:

—«L'air de la mer nourrit!»

Avec beaucoup de viande autour, car nous mangeons magnifiquement. Nous ne nous arrêtons que pour compter la mangeaille avalée.

Madame Vernet

Comme un voyageur se retourne et regarde le chemin parcouru.

Elle affecte un goût, jusque-là contrarié, pour la nourriture simple. Elle laisse le vin aux gens des villes et veut boire du cidre. Ses lèvres se resserrent, feuilles de sensitive. Sourit-elle? grimace-t-elle? Elle aime le pain de ménage, dur, noirâtre au moins, les couteaux qui ne coupent pas, les verres sans pied. Elle souhaite des chutes d'insectes dans les plats.

Monsieur Vernet

À la guerre comme à la guerre!

Tous, nous éprouvons le besoin de mettre en harmonie nos impressions et les choses qui nous entourent. Monsieur Vernet se lève, va à la fenêtre, fait un grand geste de bras, puise de l'air, en boit à pleine gorge. Il était temps! Il étouffait dans l'atmosphère viciée qui appauvrit le sang des citadins.

Les poumons enfin gonflés, il se remet à manger.

Je suis encore vaguement triste; mais, après avoir fait quelques mots d'esprit qui égaient la société, je reprends conscience de moi-même.

Monsieur Vernet

Vous avez joliment engraissé depuis que vous êtes là. La mer vous a refait le coffre. Seulement il faut manger.

Il me remplit mon assiette. En silence, nous luttons à coups de dents. Madame Vernet répète qu'elle adore le pain dur. Monsieur Vernet lui passe toutes ses croûtes. Mademoiselle Marguerite ajoute les siennes, et j'offre timidement les miennes. Cela devient un jeu. Je me bourre de mie, afin qu'elle ne manque pas de croûte, et paierais d'une indigestion le plaisir d'éprouver la solidité de ses dents. Mais je suis vaincu par Mademoiselle Marguerite: c'est elle qui mange le plus et fournit le plus de croûtes. Son

nez respire pour sa bouche en travail et pousse un bourdonnement continu.

Je l'entends, mais je la regarde comme si je voulais le voir. Parfois elle essaie de rire. C'est un drame. Elle s'étrangle. Les bouchées remontent, ses joues s'enflent, ses lèvres s'ouvrent malgré ses efforts, et il en sort, avec un pouffement, sur sa serviette déployée toute grande, un jet de choses blanches semblables à la râpure de corne qu'on met dans les boules de verre pleines d'eau pour imiter la neige.

XXIX

MADEMOISELLE MARGUERITE

Elle a le teint comme l'ont seules quelques jeunes filles très constipées, un teint qui prend au sang toute sa substance colorante, d'une richesse inquiétante, pas naturelle. C'est une jeune fille ordinaire, jolie ou laide à ses heures, insipide comme un garçon en robe. Elle a fait trop de pieds de nez avec son nez un peu écrasé. Elle regarde tout également intéressée, et on renfoncerait d'un coup de pouce ses yeux qui ressortent. Elle montre sa langue pour s'amuser, et dès qu'on l'en défie, avec la pointe de cette langue, elle se lèche le menton.

Ah! ce n'est pas une demoiselle Mauperin! Quand elle court, la lourde natte de ses cheveux lui bat les épaules, ainsi qu'un harnais d'emprunt.

Elle a dit à Madame Vernet:

—«Comme il est triste, ce Monsieur! Est-ce qu'il fait toujours cette tête-là?»

Madame Vernet

Ma chérie, c'est un poète, et les poètes ne sont pas des petites filles.

En effet, je conserve l'attitude du poète auquel on en a mis dans l'aile, blessé à mort peut-être.marguerite

Mais qu'est-ce qu'il fait ici, ce Monsieur, avec nous?

J'ai cru qu'elle allait demander:

—«Est-ce que c'est un parti?»

Madame Vernet

Chut! il travaille, il rêve, il pense. Il fait des vers. Ne le dérange pas.

Marguerite se retire songeuse, désappointée, comme quelqu'un qui trouve les cabinets occupés. Elle va jouer seule dans le jardin.marguerite

Donne-moi l'étrenne de ta barbe, mon oncle.

Elle lui saute au cou, l'attire, le courbe, l'entraîne, en marchant à genoux, ses forts mollets à l'air, et roule dans l'herbe.

Madame Vernet

Je vous l'avais dit, c'est une enfant.

Henri

Elle est heureuse! Qu'elle s'amuse! elle a le temps de souffrir.

Madame Vernet

Pauvre ami!

Je rejoins Marguerite, pour m'amuser aussi, moi, puisque mes soupirs ne servent qu'à m'essouffler, à me donner un air de béjaune. Mais je n'ai pas de chance: Marguerite cesse de jouer dès qu'elle m'aperçoit. Je pourrais aller faire mes vers plus loin. Monsieur Vernet remarque sa gêne et lui vient en aide. Ce qu'il dit peut se traduire ainsi:

—«Ne crains rien: c'est un poète-mouton.»

Je fais le gros dos, afin qu'il me caresse pour rassurer Marguerite. Aussi embarrassé qu'elle, j'ignore comment on s'y prend pour parler aux jeunes filles qui ne sont plus tout à fait des poupées et qui ne sont pas encore des femmes. Je ne sais dire que des phrases sentencieuses sur la vie, ses lassitudes infinies, ses mornes désespoirs, et le désaccord existant entre les faits et nos rêves. Si je parlais d'une telle sorte à Marguerite, elle se sauverait, ou ses yeux lui sortiraient définitivement de la tête, comme le noyau d'un fruit qu'on presse.

Henri

On est mieux ici qu'au couvent, hein, Mademoiselle?

Monsieur Vernet

Mademoiselle? Voulez-vous bien l'appeler Marguerite, tout court! Vous n'allez pas faire, je pense, des cérémonies avec une gamine de seize ans.

Henri

Encore faut-il que Mademoiselle me le permette.

marguerite

Oh! moi, ça m'est bien égal. Appelez-moi comme mon oncle, si vous voulez.

Au même moment elle lui fait une démonstration. C'est chez elle besoin d'exercice. Elle le prend par un bras et le force à tourner sur lui-même. Monsieur Vernet, déséquilibré, frappe du pied sur place, se penche en arrière, perd son chapeau, sue tout de suite, crie:

—«Veux-tu finir! Qu'est-ce que c'est?»

Marguerite tourne, suivie de sa natte comme d'une queue, sa robe vannant le sable de l'allée. Enfin elle s'arrête.

Monsieur Vernet ramasse son chapeau, et, la tête lourde, fait effort pour s'immobiliser, retenir les choses qui continuent de tourner:

—«Est-elle gentille!» dit-il.

Sans répondre, je porte à mes lèvres mes cinq doigts réunis en faisceau, et je les détache avec lenteur, ce qui signifie nettement:

—«Un vrai beurre!»

XXX

PROGRAMME

Monsieur Vernet

Nous avons deux mois à passer ensemble. Il s'agit de bien employer notre temps.

Nous ne voulons pas perdre une minute. J'ai quelque faculté d'invention, et je suis l'impresario, l'homme du petit service de la maison. Je me lève le premier, presque en même temps que la bonne. Je lui suis indispensable pour faire griller le pain, et je sonne moi-même le déjeuner, en agitant un grelot aux portes des chambres. Ces dames descendent en pantoufles, en peignoir, les cheveux ébouriffés. Les paupières de Monsieur Vernet sont encore gonflées de sommeil. Il y a de l'eau dans ses coquilles. Je donne le programme:

1° Entre le premier et le second déjeuner, bain;

2° Le soir, promenade ou pêche.

Je montre sur une carte d'état-major le tracé des promenades, et j'ai préparé les lignes, foui des vers.

—«Mais, dis-je, troublé tout à coup, il me semble que, dans cette vie active et si remplie, j'ai oublié de faire la part de mes travaux!»

Madame Vernet

Vous travaillerez à Paris.

Monsieur Vernet

Non, ne l'empêchons pas de travailler. Je me le reprocherais toute ma vie!

Comme il s'est fait lui-même tout seul, il veut que j'arrive à la force du poignet.

C'est convenu. Je m'enfermerai chaque matin deux heures dans ma mansarde. Ma tâche accomplie, je rejoindrai mes amis sur la plage.

—«D'ailleurs, dis-je, vexé qu'on m'ait pris au mot, il me reste ma nuit.»

Ces dames sont inquiètes. Est-ce que je passerais mes nuits à veiller, au risque de m'user la santé? C'est possible. Je ne dis pas oui. Je ne dis pas non.

On me trouve enjoué. Je ne me réserve, par jour, que quelques regards abattus et languissants à l'adresse de Madame Vernet. Je semble, au milieu d'un rire, me rappeler que je suis en deuil. Je transporte les pliants de ces dames du soleil à l'ombre, de l'ombre au soleil, selon les heures. Quand elles se baignent, je garde leur flanelle sur le sable et leur panier à ouvrage. Je les installe en voiture et leur donne la main, le bras, le genou, ce qu'elles veulent. Elles disent:

«Merci»,

s'appuient à peine et rebondissent légèrement. Elles m'éventent de leur robe, et mon nez bat des narines sur un rapide courant de parfums. Grâce à moi, elles franchissent des haies d'où les roses sauvages les défiaient. Nous laissons, loin derrière, Monsieur Vernet qui s'empêtre, arrache tout, grondeur.

Je me récompense au moyen d'attouchements discrets, variés, pour ne pas éveiller la pudeur qui dort.

Je découpe à table, et il m'est permis d'affirmer que je préside. Je paie cet honneur en gardant les mauvais morceaux pour moi. Une fois, il ne me resta rien. Monsieur Vernet a pris dans son assiette la moitié de sa part et l'a mise dans la mienne. Je l'ai mangée sans dégoût, puisqu'on était en famille. Mais je lui passe souvent mon gras, qu'il ne se fait pas offrir deux fois. On sait que j'aime la crème, et, à chaque dessert, la bonne, mystérieusement, pose devant moi une petite terrine, dont j'enlève le couvercle en hésitant, en disant:

—«Qu'est-ce que ça peut bien être que ça? mon Dieu!»

C'est de la crème!

Bien que la surprise se renouvelle, je n'en reviens jamais. Les figures s'éjouissent. Mais c'est trop de crème! Une fois de plus, on m'a pris exagérément au mot. Sans me plaindre, j'avale ma terrine d'un trait, et je lutte contre un commencement de mal de cœur.

La garde-robe de Monsieur Vernet devient la mienne. Si nous rentrons mouillés, on met à ma disposition des chaussettes, une chemise, un caleçon.

—«Il est tout neuf. Allez-vous faire le difficile? Pour un jour, vous n'en mourrez pas!»

Je remercie; j'accepte un vieux paletot, au plus, en attendant que le mien soit sec, mais je ne vais pas jusqu'au linge de dessous, pas encore du moins.

On a en moi une telle confiance qu'on m'a prié de tenir la caisse.

Parfaitement!

D'abord, Monsieur Vernet ne travaille pas quand il est en vacances. Il a dit à sa femme:

—«Tu sais, arrange-toi: je ne veux ici me mêler de rien.»

Il a dit cela pour la forme, pour la galerie que je suis. Car jamais Monsieur Vernet ne se mêle de rien. Il s'en garde.

Or les comptes un peu compliqués ennuient Madame Vernet. Elle s'y perd, et me crie de venir à son secours. Quand nous réglons une dépense de lait, de fruits à l'auberge, elle me passe son porte-monnaie, «sans faire semblant», au moment où mes mains se trouvent, par aventure, croisées derrière mon dos. Les paysans pensent que je le tire de ma poche. Je paie, et je demande, avant de le refermer:

—«Mesdames, voulez-vous me permettre de vous offrir encore quelque chose?»

Comme on dit au théâtre, j'entre dans la peau du bonhomme qui régale. J'ouvre ce porte-monnaie d'autrui avec une telle aisance que, par imitation instinctive, les paysans ouvrent la bouche en même temps. Il m'arrive de le mettre dans ma poche jusqu'au prochain débours. On ne songe pas à me le réclamer. Je marchande, je fais des économies, je calcule comme un régisseur ladre par intérêt, et, pour ma peine, je m'accorde le mérite de ne point grappiller, de ne pas me rendre coupable de la moindre petite volerie.

XXXI

ATOMES CROCHUS

Ai-je jamais été plus heureux que maintenant? Je me soude aux Vernet, assez égrillard pour Monsieur Vernet, qui aime les discours de gaillardise, assez sentimental pour Madame Vernet, qui parle toujours de son âge et ne le dit jamais, assez gamin pour faire coucou avec Marguerite. Je me propose de mener à bonne fin la pleine conquête de ces trois êtres, de les rendre miens, d'en extraire ce qu'ils pourront me donner de suc. Je tirerai d'eux une béatitude temporaire. Par une dernière pusillanimité d'esprit, je n'ose pas compter franchement ce que me fourniront ces dames; mais je fixe l'apport précis de Monsieur Vernet: il sera le danger avec lequel on joue, sans gros risque.

Il n'est guère défiant. Sa présence me gêne moins qu'un souvenir. Je le craindrais davantage s'il était mort.

Quelquefois je m'efforce, par amusement, de faire naître en moi contre lui une jalousie factice. J'ai beau me le représenter dans le même lit que sa femme, il ne me fait pas l'effet de coucher avec elle. Dupe encore d'un mirage, je ne vois pas Monsieur Vernet, mais le mari de mes lectures. Je me l'imagine en bonnet de coton, la bouche ouverte. Il s'endort tout de suite, et ne se réveille que pour sauter sur la descente de lit. Lui et sa femme se trouvent côte à côte par hasard. Ils ne se touchent pas. Il y a entre eux de la place pour un. Elle ne le voit que de dos et peut laisser trembler ses deux seins à l'air, sans péril.

Ainsi je m'arrange un mari commode, selon mes besoins.

Et ma jalousie ne veut pas venir.

XXXII

THÉORIES

«Mon» mari n'est pas faux de toutes pièces, et, vraiment, Monsieur Vernet prend de sa femme une part autre que la mienne, celle que je désire. Il pense qu'on doit respecter la mère des enfants qu'on a ou qu'on pourrait avoir.

Monsieur Vernet

Physiquement parlant, doit-on traiter sa femme comme une maîtresse?

Henri

Je ne suis pas marié.

Monsieur Vernet

Innocent! Ferez-vous à votre femme ce que vous faites à vos maîtresses?

Henri

Dame! si elle veut!

Monsieur Vernet s'arrête, me regarde. Je suis sérieux. Il reprend sa promenade, et de temps en temps plante sa canne en terre, comme pour jalonner ses paroles.

Monsieur Vernet

Écoutez-moi, mon ami. J'ai plus du double de votre âge; j'ai le droit et même le devoir de m'écrier: «Ne faites pas ça; je vous en supplie, ne faites pas ça!»

Henri

Ça-quoi?

Monsieur Vernet

Vous m'entendez bien. Marié trop jeune, je n'ai jamais eu de maîtresse. Mais je sais, et vous le savez mieux que moi, gredin, quelles libertés on peut prendre avec une fille. Or, gardez-vous de croire que votre femme est une fille, voilà ce que je tenais à vous dire.

Henri

Une femme est une femme.

Monsieur Vernet

Erreur! Avec le mariage la caresse devient une chose grave. Ah! certes, personne, dans un fumoir, dans une réunion d'esprits libres, dans un *a-parte* de sexe fort, ne goûte plus que moi les confidences graveleuses, où l'obscénité s'en donne à cœur joie. Je confesse qu'il m'est agréable, comme à tous les honnêtes gens d'ailleurs, de me débarbouiller à mon heure avec un peu de fange. Je m'offre une petite débauche pour rire et n'en suis que plus rangé après. Mais ne badinons pas, s'il vous plaît, avec le saint amour du ménage. Ma femme m'adore et je l'aime; eh bien! je puis vous affirmer que, hors ce qu'il faut savoir, elle ne sait rien de rien.

Henri

Merci.

Monsieur Vernet

Tenez, il me vient à l'esprit une comparaison juste et poétique que je vous engage à méditer, non seulement comme écrivain, mais encore comme moraliste. La pudeur de la femme est un mur mitoyen. N'allez pas, imprudent, le dégrader vous-même, car il s'effritera, à la longue fera brèche, et les voisins entreront chez vous.

Henri

Délicieux.

Monsieur Vernet

Oh! pas d'illusions. Il faut compter avec la perversité instinctive de la femme. Elle a des curiosités; elle pose de petites questions; elle furette et met son joli nez partout. Plus d'une fois, Madame Vernet m'a tâté sur ce terrain; mais j'ai si bien fait la bête, qu'elle a fini par n'y plus penser.

Henri

Et vous, Monsieur Vernet, est-ce que vous avez aussi fini par n'y plus penser?

Monsieur Vernet

Vous voudriez me faire avouer mes frasques.

Il les avoue et en invente. Il se noircit par fausse honte. Mais je ne crois pas à ses vices, et je voudrais serrer la main de cet homme, qui n'a sans doute jamais embrassé sa femme sur le ventre.

XXXIII

LE NAVET

J'aime entendre Monsieur Vernet me parler de Madame Vernet. Il la fait goûter par avance, communique dans l'oreille des renseignements précis, posément, comme s'il voulait donner le temps de prendre des notes. Toutefois, soucieux de la respecter même absente, il se contente de la décolleter, lui déshabille le buste au plus, et n'insiste que sur ses qualités morales.

—«Elle vaut mieux que moi!» dit-il sans envie.

Il ne lui tient jamais tête, et la cite comme un auteur célèbre, en lui rendant hommage. Sa manière de l'aimer m'attendrit, me rend scrupuleux. Oh! Madame Vernet n'abuse pas. Peut-être se sent-elle si supérieure que cela lui est égal. Jamais elle n'oblige Monsieur Vernet à mesurer la distance intellectuelle qui les sépare, et plutôt elle le fait valoir.

Madame Vernet

Mon mari trouvait cette toile si belle que je lui ai dit: Achète-la, va!—Tenez, voilà un article de journal que mon mari déclare très-bien.

Monsieur Vernet s'y trompe lui-même.

Henri

Vous aimez les tableaux?

Monsieur Vernet

J'en raffole.

Et il cause peinture de façon à faire pleurer un peintre, car dès qu'il a dit: «Est-ce rendu? hein!» son sens critique s'arrête net, comme pris dans une ornière, embourbé.

C'est surtout devant moi que Monsieur et Madame Vernet se font petits, en s'opposant l'un à l'autre. Ils rivalisent d'humilité. Mais Madame Vernet est de première force. Elle porte la culotte sous sa robe: on ne voit rien. Le ciel ne lui a pas donné d'enfants, sans doute parce qu'elle avait déjà un mari. Elle le dorlote, lui change elle-même son tricot. De ma chambre, à travers le plancher, j'entends:

Monsieur Vernet

Blanche, fais moi mes ongles!

Elle montre en toute circonstance, même quand il en est besoin, le dévouement d'une religieuse garde-malade. Ce matin, j'ai dû la consoler. Elle pleurait, assise sur le banc de la butte.

Henri

Qu'est-ce que vous avez, chère Madame?

Madame Vernet

Rien.

Henri

Je m'en vais.

Madame Vernet

Oh! vous pouvez rester, car enfin, si je pleure, c'est à cause de vous.

Madame Vernet en larmes n'est plus jolie. Elle fait une vilaine grimace enfantine et devrait apprendre à pleurer avec grâce.

Henri

De moi, Madame? Je n'y suis point.

Madame Vernet

Oui. Hier soir, à table, au dessert, au moment où tout est permis, quand on se jette des serviettes à la tête en faisant les fous, sans songer à mal, il paraît que je vous ai appelé «navet sculpté».

Henri

Ah! ah! très drôle. Vous me faites rire, et pourtant je n'en ai pas envie.

Madame Vernet

Alors pourquoi riez-vous? Alors mon mari m'a grondée, alors je lui ai dit que c'était pour rire. Il m'a répondu qu'on ne plaisantait pas avec ces choses-là, que je vous avais fait de la peine, qu'il en était sûr, qu'il l'avait bien vu.

Madame Vernet a le hoquet. Les mots sortent difficilement, un à un, et elle multiplie les «alors» en petite fille ânonnante.

J'hésite. La délicatesse de Monsieur Vernet me touche, si les larmes de Madame Vernet me chagrinent.

Henri

Mais, chère Madame, c'est de la vraie douleur que vous éprouvez. Calmez-vous. Je ne me souviens pas de votre spirituel bon mot. Et puis, êtes-vous sûre d'en être l'auteur? Je l'avais déjà entendu quelquefois. C'est une expression consacrée, bien que le mot «marron» soit ordinairement employé.

Madame Vernet

On ne se moque pas des gens comme vous le faites.

Henri

Cette manière en vaut une autre. Je vous affirme que vous ne m'avez pas froissé. Je prendrais même votre saillie comme une flatterie si elle n'avait été l'occasion d'un incident fâcheux entre vous et Monsieur Vernet. Sa sévérité m'étonne; mais si quelque chose me peine, c'est de vous voir dans un tel état, en mon honneur. Je vous demande pardon.

Madame Vernet

C'est moi qui vous demande pardon. Ça m'a échappé.

Henri

Non, faites excuse, c'est moi, j'y tiens.

Madame Vernet

Ah! mon mari a l'air bon. Il l'est, le plus souvent, presque toujours. Mais, au fond, c'est un homme de fer, et quand il grossit sa voix, je passerais par un trou de souris.

Henri

Vous exagérez un peu.

Madame Vernet

Je vous assure qu'il y a chez cet homme des sautes d'humeur telles qu'il franchirait tout, d'un bond, en me broyant.

Henri

Prenez garde, Madame, séchez vos yeux, voilà l'homme de fer qui monte.

Monsieur Vernet

Qu'est-ce que tu as?

Sa voix est grosse en vérité, mais bonne. Je me tiens sur la défensive, prêt à empêcher une rencontre.

Henri

Franchement vous avez été dur pour elle. Votre feinte d'étonnement ne trompe personne. Je sais tout. Le navet.

Monsieur Vernet

Quoi! Elle y pense encore? Ma Blanchette, tu n'es pas raisonnable. Jugez-en, Monsieur Henri. Elle me dit, cette nuit, craintive, collée à moi: «J'ai eu la comparaison malheureuse; Monsieur Henri s'en formalisera.» Je réponds: «Bast! Monsieur Henri n'est pas susceptible!» Elle reprend: «Tout de même, cela n'a pas dû lui plaire.»—«Ah! fais-je, c'est autre chose!»

Elle continue, se tourmente, m'accable de ses «Crois-tu?—Quelle est ton idée?—Mets-toi à sa place!» Elle m'ennuie, dit des bêtises, au lieu d'en faire, jusqu'à ce que je m'endorme. Voilà tout. Vous lui en voulez? Fouettons-nous le chat?

Henri

Lui en vouloir? Mais, braves amis, vous chatouillez ma vanité juste au creux, et mon être se lève ainsi qu'une pâte fermentante.

Nous nous demandons pardon tous les trois, l'un après l'autre, ensuite en chœur. Madame Vernet a satisfait le besoin qu'elle avait de pleurer. Nous nous tenons les mains, comme si nous voulions danser en rond, et le plus ridicule des trois n'est pas celui que chacun pense.

Monsieur Vernet

Ma parole! je crois que la femme a la sensibilité des balances dont on se sert pour peser l'or.

En ce qui le concerne, il déclare se moquer comme «d'une guigne, de l'an quarante ou de sa première chemise», de la beauté des hommes. Il faut et il suffit en effet qu'un homme soit intelligent. Or, Monsieur Henri pourrait porter du mérite au marché, etc., etc.

Monsieur Vernet aplatit, aplatit mon amour-propre, en maniant le compliment comme une demoiselle en bois sur une aire de grange.

Henri

Hélas! je sais que je suis laid!

Monsieur Vernet

C'est affaire de goût. Moi, je vous trouve beau.

N'est-ce pas, Blanche, qu'il serait plutôt beau?

Henri

Vous croyez?

Je montre mon visage comme un habit de confection. On m'affirme qu'il ne m'irait pas mieux s'il avait été fait sur mesure.

Madame Vernet

Tenez, ces termes qui me viennent à l'instant rendront ma pensée avec exactitude: vous êtes beau de laideur.

Je souris et perds pied dans ma mélancolie.

Aucune sonde n'en toucherait le fond.

Un mouchoir imbibé d'eau fraîche éteint les dernières piqûres de rouge aux paupières de Madame Vernet.

Henri

Allons, faites la paix.

Je pousse Monsieur Vernet et lui donne de petites tapes dans le dos.

Sur la pointe du pied, en équilibre instable, il résiste et ne comprend pas.

Henri

Mais allez donc! Seriez-vous implacable?

Du doigt, je lui désigne un point sur la joue de Madame Vernet entre le coin de la bouche et le lobe de l'oreille.

Monsieur Vernet

Comment! vous voulez?

Henri

Mais oui. Quel homme ulcéré vous faites! Il est l'heure de vous désenvenimer. Je crois que vous rougissez. Faut-il que je me retourne?

Monsieur Vernet se décide, embrasse l'endroit indiqué, comme il est prescrit.

Henri

Bien! À l'autre joue maintenant!

Et Monsieur Vernet recommence.

XXXIV

LE BAISER

À chacun son tour. J'ai eu, moi aussi, mon baiser. Il m'est tombé au moment où je l'attendais le moins. Les choses ont avancé sans nécessité.

Monsieur Vernet et Marguerite venaient de partir pour le bain. Selon nos conventions, j'étais monté dans ma chambre pour travailler. Je travaillais, comme toujours, en regardant par l'œil-de-bœuf la danse des flots de la mer. C'est ma petite pénitence de chaque matin. Je l'ai demandée moi-même et la fais scrupuleusement, entière. Il y va de ma réputation de piocheur, de nègre littéraire. Mais si la petite troupe de bateaux pêcheurs de brèmes ne défilait pas devant moi, coquette et voiles retroussées, si les trois-mâts, à l'horizon, ne glissaient pas, dans leur écume, pareils à de fortes dames imposantes qui montrent en promenade la dentelle blanche de leur jupon, j'aurais vite une indisposition d'ennui. Il n'est point trop de la grande mer pour me tenir compagnie.

J'ai senti qu'on entrait. Il ne m'est pas venu l'idée de tourner la tête du côté de la porte. Je n'ai eu que la peur de l'élève qu'on surprend à ne rien faire. J'ai vite pris ma plume, feuilleté un livre, écrit un mot, et, un pouce enfoncé dans l'oreille jusqu'à la garde, feint l'application, le recueillement, l'indifférence aux bruits. Le dos gros, l'être parcouru d'un frisson d'inquiétude, j'appréhendais la chute de quelque chose, une petite tape sur l'épaule, la chiquenaude d'un doigt-ressort.

Et je me suis dressé, à la sensation, en un point du cou, d'une brusque succion chaude, et j'ai vu Madame Vernet, pâle, se reculer, les mains jointes.

J'éprouvais de l'embarras sans plaisir. Je ne savais plus ce qu'elle voulait, et je ne trouvais rien à dire. Les mains appuyées sur le rebord de la table, les jambes molles, je courbais la tête, comme pris en faute.

—«Vous devez me juger mal!» me dit-elle d'une voix implorante, étouffée, qui s'éloigne et va s'éteindre.

J'eus l'esprit de répondre:

—«Non, pas du tout!»

Elle s'était tenue d'abord sur la défensive. Mon attitude piteuse l'affermit. Elle fit un pas en avant, posa le bout de ses doigts sur mon bras, comme pour réveiller un somnambule qui dort debout et me dit:

—«Vous m'en voulez, sans doute?»

Je répondis encore:

—«Non, pas du tout!...»

Elle paraissait indécise. Enfin, après un silence, les lèvres pincées:

—«Vous êtes singulier! J'attendais un autre accueil.»

Une lourde stupidité pesait sur moi. Il faut le dire, je n'avais jamais sérieusement cru que l'adultère de Madame Vernet se réaliserait. J'y pensais souvent, j'en caressais complaisamment les images; mais il avait la séduction d'une beauté littéraire.

Il devait passer, tandis que nous converserions. Et voilà que je me trouvais devant lui. Il était là, matériel, en chair vivante et palpable, m'épouvantant.

Il me disait:

—«Il est temps! Il est temps d'empoigner cette femme, de la serrer sur ton cœur, de la vider pour la rejeter ensuite. Il est temps de tromper Monsieur Vernet. Peut-être en mourra-t-il. Mais il est temps de t'installer à sa place, de lui voler sa femme en mangeant sa soupe. Il est temps d'être misérable pour de bon, car c'est fini de rire.

«En outre, prépare-toi à tout, car ce brave homme de mari peut, au lieu de larmoyer, prendre un revolver et te casser la tête. Cela arrive. Assez rêvassé. Vis! Fais vite!»

Madame Vernet s'impatiente; elle me serre le bras fortement.

—«C'est un supplice! Parlez donc. Vous me faites souffrir!»

Je me décide à répondre, avec un sourire niais:

—«C'est donc vrai! Tu m'aimes donc?»

Mais elle, qui se serait donnée si je l'avais enlacée, brutal et muet, trouve que je la soufflette trop tôt en paroles.

—«Ne me tutoyez pas!» dit elle.

Elle fixe les planches de sapin de ma chambre comme si elle y suivait encore la vibration de mon tutoiement.

Je ne sais plus ce qu'il faut faire ou dire. Je ne sais plus! Nos mains s'étreignent, cependant. Je lui offre ma chaise. Je lui offrirais aussi bien du papier à lettre, de quoi écrire.

Elle murmure:

—«Nous sommes coupables!»

À qui le dit-elle? Je veux faire de l'esprit:

—«Ne le serons-nous jamais davantage?»

Voilà encore un mot qui lui déplaît. Elle va me dire: «Restons-en là», et partir.

Mais, elle non plus, elle ne sait pas où nous en sommes. Elle lève sur moi ses bons grands yeux qui se brouillent, et s'efforce de me regarder.

Je préfère cela. Qu'elle pleure! Pleurons tous les deux, elle assise à ma table, moi tantôt me promenant, tantôt accoudé dans l'ovale de l'œil-de-bœuf. Nous nous oublions l'un l'autre. Il y a peut-être dans cette chambre étroite une jolie femme et un jeune homme qui la désire, mais il y a surtout deux êtres qui sont effrayés sans savoir pourquoi, parce que le souhait de l'un s'est accompli trop vite, parce que les nerfs de l'autre se sont brisés dans une seule crise, parce qu'enfin l'instant de bonheur est venu.

Henri

Franchement, nous ne sommes pas gais, chère Madame. Calmez-vous donc! vous allez vous faire du mal.

Madame Vernet

M'aimez-vous, au moins?

Henri

Si je l'aime! Elle me demande si je l'aime!...

J'élève et j'abaisse les bras, lentement. Puis je l'embrasse sur le front, sur les yeux, comme en fonction. Je pourrais compter en même temps.

C'est ainsi. Je ne vois pas Madame Vernet; je vois la situation que nous nous sommes faite, la vie qui se prépare aux événements indevinables, l'adultère qu'il faudra consommer.

Quand Madame Vernet, à un bruit de pas dans l'escalier, se sauve et m'envoie un baiser de toute la largeur de sa main, je le lui renvoie machinalement, comme si je jouais au volant avec une petite fille, sans entrain, pour lui faire plaisir.

XXXV

PRISE D'HABITUDE

Monsieur Vernet

Que se manigance-t-il derrière ce front? Depuis deux jours vous me faites une tête! Vous travaillez trop.

Son rire n'a rien d'infernal. Il s'intéresse sincèrement à ma santé! Ce qui s'est passé entre Madame Vernet et moi ne l'a point changé.

Henri

Ne faites pas attention. Je suis souvent en proie à des inquiétudes. Je ne sais pas prendre la vie pour ce qu'elle vaut. Je la dramatise.

Et pourtant, jamais adultère ne fut,—comment dire?—plus innocent que celui de Madame Vernet. Notre crime restera longtemps ébauche. Monsieur Vernet ne s'absente pas seul; Marguerite appelle à chaque instant sa tante, et dans cette maison de verre il faut ouater ses soupirs. Les pêcheurs Cruz nous donnent l'exemple: ils se meuvent comme des crabes dans une caisse d'eau. De notre côté, nous avons saisi la manière savamment silencieuse de défaire nos souliers, de les poser par terre, de remuer nos cuvettes, de tousser en serrant les lèvres, et de nous étendre sur nos lits sans les faire gémir.

Quand Madame Vernet peut monter dans ma chambre, nous nous parlons enroués.

Comme elle m'avait donné une mèche de ses cheveux, je lui ai dit que cela m'avait fait bien plaisir, mais je n'en ai pas redemandé.

Madame Vernet

Où l'avez-vous mise?

Je ne sais pas. Je veux serrer ma «maîtresse» contre moi, mais elle se dégage et met un doigt sur sa bouche:

—«Si on nous entendait!»

En effet, je perds toute prudence. Madame Vernet me rationne. Elle fixe, chaque matin, à son lever, ce qu'elle m'accordera dans la journée. Elle ne veut pas encore que je la tutoie.

—«C'est trop tôt. Plus tard. Nous verrons.»

D'un naturel temporiseur, elle marche sur de la glace craquante.

Henri

Mais vous, au moins, tutoyez-moi. Cela me serait si doux!

Elle prend une demi-mesure. Le «tu» et le «vous» disparaissent autant que possible de ses phrases. Je ne sais plus à qui elle s'adresse.

Quand je cherche ses lèvres, elle me donne sa joue et prétend que c'est la même chose, que c'est aussi bon, et s'en va, me laissant interdit, mes bras déployés. Ma bouche, vainement tendue, rentre en elle-même.

Madame Vernet

Ce sera gentil de nous aimer ainsi.

Henri

Un peu long!

Elle est rajeunie, me parle trop de mon avenir, et me promets de n'être jamais «un obstacle dans mon existence».

Madame Vernet

Je ne vous aime pas au sens ordinaire du mot aimer.

Je n'entends rien à ces subtilités, et je me préoccupe seulement, durant ses courtes apparitions, de baiser au vol un bout d'oreille, une paupière. Je saute pour agripper des cerises trop hautes.

Madame Vernet

Je vois que vous ne me comprenez pas. Il est vrai que je vous aime, et je vous l'ai montré en étourdie. Est-ce une raison pour me traiter ainsi qu'une femme de rien?

Henri

Vous voudriez jouer à la maman et me prendre sur vos genoux? Impossible!

Madame Vernet

Il me faudra donc céder. Je ne suis pas une coquette. Je me garderai de vous faire souffrir. Vous verrez que nous nous en repentirons.

Henri

Puisque vous vous résignez, je vous accorde du répit.

Madame Vernet

Merci, et pour te donner une marque de mon affection, tu vois, je te tutoie. Mais je ne le ferai que de temps en temps.

Henri

Pourquoi pas toujours?

Madame Vernet

Ces hommes, avec tout leur esprit, ne devinent rien. Oui, ça me gêne de te dire «tu» continuellement.

Henri

Même quand personne ne nous écoute?

Madame Vernet

Oui. Il faut que je sois préparée, entraînée, que les circonstances s'y prêtent, que mon attitude m'y force. Enfin il faut que ça vienne tout seul, dans la conversation. Autrement, c'est drôle. Tu ne trouves pas?

Henri

Non. Moi, je suis toujours entraîné. Je n'ai pas besoin de suivre un régime comme un boxeur anglais, un cheval de course.

Monsieur Vernet l'appelle.

—«Travaille!» me dit-elle en se sauvant.

Elle aussi veut que je travaille. Tous conspirent contre mon repos. Marguerite s'en mêle, et me demande parfois:

—«Ça coule-t-il, Monsieur Henri?»

Henri

Oui, ça coule, comme ci, comme ça.

marguerite

Vous avez de la chance. Au couvent, quand je fais une narration française, jamais ça ne coule.

XXXVI

ÉCRIRE!

Non, ça ne coule pas du tout!

Madame Vernet m'a dit:

—«Savez-vous ce que je voudrais? Je voudrais vous voir faire une belle œuvre, un roman par exemple, qui me serait dédié et où vous mettriez un peu de moi!»

Elle m'a demandé cela, timide, en regardant ses doigts. J'ai promis. J'ai toujours promis, sans hésitation, aux gens qui m'ont paru le désirer, de leur dédier un roman de mon crû où je raconterais leurs histoires. Je fais même l'offre de mon propre mouvement. Quand je couchais avec des filles, je ne manquais point de décliner mon titre d'homme de lettres avec ostentation.

—«J'écrirai sur toi un article dans un journal pour te faire de la réclame!»

Très peu ont accepté cet engagement comme prix d'une nuit d'amour.

Chaque matin, Madame Vernet vient chercher des nouvelles de son roman. J'ai pris au lycée l'habitude de dormir, avec l'air de lire mon livre, les coudes cimentés sur la table, le menton au creux de mes mains. Encore aujourd'hui, il me suffit de m'asseoir dans cette attitude pour provoquer le sommeil. Madame Vernet s'y trompe. Elle attend que j'aie fini de travailler, que je me réveille, retient son souffle et ses gestes, en arrêt sur mon inspiration, coite comme une perdrix surprise.

—«À la bonne heure!» dit-elle, si je me retourne, les yeux clignotants.

Elle veut voir. Je la repousse avec fermeté.

—«Non, quand ce sera fini!»

Madame Vernet

N'allez pas vous fatiguer, vous tuer pour moi.

Henri

Cessez de vous alarmer.

Si je lui disais que je ne fais rien, elle en serait froissée et me répondrait:

—«Je ne vous inspire donc pas?»

Elle se croit aussi muse qu'une autre pour l'homme qu'elle aime.

Je frotte vivement mes mains:

—«Mâtin! ça marche! Encore quelques pages comme celles-ci, et je n'aurai qu'à me présenter au guichet de l'opinion publique pour toucher la gloire!»

Elle a confiance comme moi, me baise au front, presque saintement.

Madame Vernet

Je te laisse, mon poète: continue!

Et elle s'en va se promener—sans m'emmener.

Que c'est embêtant d'écrire! Passe d'écrire des vers! On peut n'en écrire qu'un à la fois. Ils se retrouvent, et à la fin du mois on joint les deux bouts. Et puis, il y a la rime qui sert de crochet pour tirer, hisse! hisse! jusqu'à ce que le vers se rende, se détache entier.

Passe même d'écrire une petite nouvelle! C'est court comme une visite de jour de l'an. Bonjour, bonsoir, à des gens qu'on déteste ou qu'on méprise. La nouvelle est la poignée de mains banale de l'homme de lettres aux créatures de son esprit. Elle s'oublie comme une relation d'omnibus.

Mais écrire un roman! un roman complet, avec des personnages qui ne meurent pas trop vite!

Mes jeunes confrères me l'ont dit:

—«Tu réussis les petites machines, mais ne t'attaque jamais à une grosse affaire. Tu manques d'haleine, vois-tu.»

J'en conviens, j'ai besoin de souffler à la troisième page, de prendre l'air, de faire une saison de paresse; et quand je retourne à mes bonshommes, j'ai peur, comme si j'allais traîner des morts sur une route qui monte, comme si je devais renouer avec une maîtresse devenue grand'mère pendant mon absence.

Je me revois en classe après ma majorité. Mais j'ai mon œil-de-bœuf à côté de moi, sous la main. Des bateaux s'en vont, d'autres rentrent et se déshabillent de leurs voiles. Le flot monte; les vieux rochers se couvrent d'écume, pères de famille vénérables mais ivres qui renverseraient, en buvant, de la mousse de champagne dans leur barbe.

La mer est légèrement moutonneuse. Un invisible menuisier, infatigablement, lui rabote, rabote le dos et fait des copeaux. N'y tenant plus, je cours rejoindre mes amis qui se baignent.

XXXVII

LA PLAGE

Celle de Talléhou est toute petite. On marche pieds nus sur un sable fin et doux comme un ventre de femme. On se baigne sans cérémonies. Une femme debout au creux d'un rocher, la main en garde-crottes sur ses yeux, feint de regarder quelque chose au loin, un vapeur. On cherche.

Cependant elle se déshabille par escamotage: on la retrouve en costume de bain.

Avec des gestes chasseurs de mouche, elle s'avance à la rencontre de la mer. Elle pousse des cris, et s'exerce à sautiller en l'air, comme un jouet mécanique, à se jeter sur la tête, les épaules, les seins, des pleines mains de sable mouillé et de filandreux varech. La mer a beau faire le chien couchant: dès qu'elle s'approche, la baigneuse s'enfuit, plaintivement gloussante, vers son rocher.

C'est ainsi que se baignent presque toutes ces dames. Galamment, le maire avait fait planter deux poteaux, tendre des cordes «pour faciliter leurs ébats natatoires», disait-il. Elles eurent peur, non de l'eau, mais de ces cordes, qui se tordaient comme des serpents dans leurs jambes. En outre, elles prétendaient qu'on apprend mieux à nager sur le bord. La mer, en colère, a roulé les cordes, arraché les poteaux, emporté le tout.

Ces dames adorent les rondes entre elles, se tiennent par la main. Elles tournent, fouettées d'éclaboussures, frénétiques avec des rires de sauvagesses qui vont faire un bon repas, manger le missionnaire garrotté et cuisant à petit feu.

De temps en temps un baigneur aimable les avertit.

—«Doucement, Mesdames. Pas par là: vous vous trompez. La mer est de ce côté.»

une baigneuse

Tous les jours c'est la même chose. Qu'il pleuve ou vente, je prends mon bain. Le docteur me l'a recommandé.

une autre

Ne trouvez-vous pas que l'eau salée porte mieux que l'eau douce?

une autre

Je l'avais déjà remarqué: on se sent d'une légéreté! Il ne faudrait pas faire d'imprudence: une vague vous enlèverait comme une plume.

une autre

Commencez-vous un peu à nager?

une autre

Oui, mais je n'aime pas me mettre sur le dos: il m'entre de l'eau dans les oreilles.

une autre

J'avoue que je ne fais pas encore bien aller les épaules. Mon mari m'a pourtant montré hier soir, sur un petit banc.

une autre

On se baigne, n'est-ce pas, pour son plaisir. On ne tient pas à faire du genre.

Un phtisique, sur un tabouret, regarde les baigneurs. Sa tête maigre, douloureuse, supporte péniblement un immense chapeau de paille, à l'abri lui-même sous une ombrelle blanche à doublure verte. Il ne peut pas tenir en place, veut sans cesse s'asseoir ailleurs, et il semble toujours qu'il s'assied pour la dernière fois. Ses coudes, ses genoux crèvent l'étoffe. Sa bouche grande cherche un peu de vie.

Soudain de l'une des cabines sort un vieux prêtre en costume de bain noir. Ces dames se le désignent et chuchotent avec respect. Il porte une cuvette en zinc et un mouchoir blanc. Il descend à la mer, en courant à petits pas, trempe ses doigts dans l'eau et fait le signe de la croix. Laminé par l'âge, il se ratatine pudiquement, le corps en demi-cercle, si effacé qu'il paraît vouloir montrer son dos de tous les côtés à la fois.

Ces dames se sont tues, comme s'il allait officier. Il emplit sa baignoire, la soulève, et verse l'eau froide sur son crâne, les pieds joints, le corps droit, découpé en charbon sur le vert-bouteille de la mer.

Il jette la cuvette, s'enveloppe la tête dans le mouchoir qu'il noue sous le menton, s'avance au milieu des flots, se baisse pour enfoncer plus vite, se retourne sur le dos, et se laisse emporter, les bras étendus.

Régulièrement il plie les jambes, les genoux à fleur d'eau et les détend avec force. La lame le voile. On ne distingue plus que la tête enveloppée dans le mouchoir blanc, et, quand une vague le soulève, il ressemble à un christ d'ébène hors de service qui s'en va à la dérive, couché sur un matelas et pris d'une rage de dents.

XXXVIII

POINTS DE VUE

Madame Vernet a fait choix d'un costume collant, révélateur, couleur de chair tendre, transparent. Les regards se posent sur elle en guêpes. Elle sent la piqûre, mime l'effarouchement, la honte. L'étoffe mouillée fait feuille de papier à cigarette. Elle la pince du bout des doigts, la tapote, mais le tissu retombe et s'appuie. Elle est vêtue de caresses. Quel amant frénétique, à l'étreinte ubiquitaire, pourrait serrer ses formes d'aussi près? Madame Vernet imite la cane et s'assied par terre.

Nous sommes autour d'elle une rangée de messieurs intéressés. Nous n'en perdons pas un méplat. L'apparition d'un morceau de chair fait ciller les paupières. Chaque mari se braque sur la femme du voisin et oublie la sienne. On s'amuse.

Les dames aussi s'amusent. Quand un homme sort de l'eau, ruisselant, les cheveux pleureurs, moulé ou de pauvre académie, elles savent apprécier, sourire, tousser. C'est entre les deux sexes un discret échange d'attitudes. Un peignoir s'ouvre au moment où les attentions sont fixes, se ferme à la façon des burnous. Des gorges baillent, des reins roulent et se croisent.

Nous jouons en outre au jeu de l'ensevelissement. Une baigneuse se couche, et des mains actives travaillent à la recouvrir de sable. Les principales élévations sont les pieds et les seins. Un frétillement, un soupir, et tout s'écroule. Il faut appeler à l'aide. La plage entière s'y met et se partage l'ouvrage. Un monsieur prend une cuisse pour lui, un autre se réserve le ventre. Deux associés unissent leurs efforts autour des hanches. On fait la chaîne, comme dans les incendies. La baigneuse lutte contre tous avec des éclats de rire qui la secouent. C'est doux, c'est chaud, c'est bon.

Elle crie:

—«Pas dans le cou! pas dans les oreilles!»

C'est fini, tout a disparu jusqu'au menton. On peut chercher. Il ne reste pas à l'air un point gros comme la tête d'une épingle. Ces messieurs n'ont plus rien à faire. Ils s'essuient le front et parlent de leur appétit. Sous son édredon de sable, la baigneuse déclare qu'elle va mourir, et, soufflant à peine, les yeux clos, languissante, elle allume ses pommettes.

À qui le tour?

Monsieur Vernet

On ne fait de mal à personne. Regardez Monsieur et Madame Vilard qui rentrent à leur cabine.

C'est un ménage renommé au loin pour sa bonne entente. Vieux mariés déjà, ils s'aiment comme au premier jour. Ils se déshabillent ensemble dans la cabine du prêtre, qui est l'oncle de Monsieur Vilard, se baignent ensemble, s'apprennent mutuellement à nager, se tiennent par la main, se saluent, mêlent leurs exclamations de joie et ne sortent de l'eau qu'ensemble, en se donnant le bras. Amaigris par l'amour, ils sucent tout le jour des pastilles de chocolat que parfois ils échangent de bouche à bouche, dans un baiser. Ils brûlent, ils se consument, indifférents aux quolibets des hommes et aux avertissements des docteurs. Tous les six mois le mari est obligé d'aller à l'hôpital.

Monsieur Vernet

L'eau éteint le feu. La mer ne peut pas les calmer. Au contraire, elle les ravive. Vous allez voir.

Henri

Qu'est-ce que je vais voir? Ils sont rentrés.

Monsieur Vernet

Vous allez voir! Vous allez voir!

Ses narines vibrent au fumet d'un bon plat. Les messieurs, oubliant la baigneuse qui fait la morte dans son cercueil de sable, épient la cabine et se consultent.

—«Avez-vous vu?»

—«Non. Vous vous trompez, je crois.»

Ils s'avancent de quelques pas, penchés.

Henri

Qu'est-ce qui va se passer? On dirait que vous guettez un lapin.

Monsieur Vernet

Chut! voyez-vous qu'elle remue?

Henri

Qu'est-ce qui remue?

Monsieur Vernet

La cabine. Tenez, la voyez-vous?

Henri

Après? Toutes les cabines remuent quand il fait du vent, et quand il y a quelqu'un dedans.

Monsieur Vernet

Mais la leur remue parce qu'ils se font ça.

Henri

Expliquez-vous.

Monsieur Vernet

Eh oui, ils se font ça. Quelle explication voulez-vous? Vous ne comprenez donc rien aujourd'hui? Ils se font ça après leur bain, chaque fois, sans manquer, sur les planches mêmes, dans leur boîte d'un mètre cube.

Monsieur Vernet me fait des signes de la main, me prie de me taire, de le laisser entier à ses observations.

—«Prêtez-moi donc votre lorgnette, vite, vite», dit quelqu'un.

C'est empoignant. Les dames regardent de côté. La baigneuse enterrée se met sur son coude, et, dans les flots, une autre baigneuse reste immobile, droite, vainement heurtée par la vague, naïade inquiète.

Mais le vieux prêtre, retour du large, ramasse sa baignoire, et courant à petits pas sur la grève, s'en va frapper à la porte de la cabine.

Grelottant, dégouttant, avec sa cuvette de zinc sous le bras, il ressemble maintenant à une marchande de maléfices qui vient de faire, par une averse, ses provisions pour le prochain sabbat et attend qu'on lui ouvre.

XXXIX

PAS DE GÂCHAGE

J'aime de plus en plus mes amis pour le bon motif. Je ne me hâte pas vers l'inévitable fin, vers le moment où je serai l'amant obligatoire de Madame Vernet, vers l'irrémédiable. Il est heureux que Monsieur Vernet soit, comme on dit, constamment sur notre dos, et je voudrais lui garder toujours une affection sans trouble, une estime sans réticences. Je suis comme les autres. Il n'y a encore que les bons sentiments pour me réconforter. Jamais une saleté morale, même réussie et faisant honneur à mon adresse de préparateur, ne m'a contenté pleinement. L'amitié de Monsieur Vernet m'est chère, et le souvenir de la bonté de son cœur m'impressionnerait dans le mal. Aussi, tandis que les frayeurs de Madame Vernet retardent notre chute, et parfois la rendent improbable, j'apporte de mon côté à la réalisation de nos désirs mes cailloux d'achoppement.

Quand, dans ma chambre, nous nous excitons sans mesure, que les caresses irritent notre impatience, et que «cela va tourner au vilain», j'écoute, l'oreille tendue vers l'escalier, un bruit qui nous interrompe. Il m'arrive de m'arrêter trop tôt, d'être en avance sur le signal d'alarme.

Madame Vernet

Voyons, n'est-ce pas gentil de nous aimer ainsi?

Comme je n'ai qu'une chaise, je la garde d'abord pour moi, et, frottant mes genoux, j'invite Madame Vernet à venir s'asseoir dessus. Elle n'en est pas encore là et refuse. Je lui cède la place, et nous feuilletons mes calepins de vers. Elle a remarqué que j'étais «susceptible», et les apprécie tous en bloc, beaucoup.

Henri

En voilà qui ne sont pas mal. Je les ai faits en dix minutes, à trois heures du matin, avant de me coucher. C'est la nuit que je travaille le mieux. Il m'en vient quand je dors. Je me lève, j'allume ma bougie, je mets mes vers sur un bout de papier, et je me recouche. Je me suis relevé jusqu'à dix fois; ma descente de lit était couverte d'allumettes.

Ceux-ci, je les ai composés sous un arbre, par une pluie battante. Mon calepin était trempé. Mon crayon se délayait, comme quand on écrit avec une plume sur du papier buvard.

Ceux-là? je ne peux pas vous dire...

Madame Vernet

Pourquoi? pourquoi?

Henri

Je les ai tracés sur le dos d'une femme, oui, pendant qu'elle remettait sa jarretière. C'était un pari. J'ai gagné. Il y en a douze. Vous pouvez compter. J'en ai fait de plus mauvais.

Madame Vernet

Quel était l'enjeu?

Henri

Le pupitre!

Où vais-je chercher les choses que je dis? Je raconte les origines de chaque vers, ses succès dans le monde, la peine qu'il m'a coûté, et, les désignant l'un après l'autre du bout de mon crayon bleu, je bonimente. De ma main libre, je flatte la taille de Madame Vernet, sa joue. Elle me repousse. Je reviens. Nous dévidons de la soie. Quand elle a dit:

—«Ils sont jolis!»

à ma crispation involontaire, elle ne manque pas de se reprendre et ajoute:

—«Ils ne sont pas jolis: ils sont beaux!»

Madame Vernet

Je ne suis pas en peine de vous: vous irez loin.

Je branle la tête et fais l'incrédule.

Madame Vernet

Si, si, vous irez loin. C'est moi qui vous le dis, et quelque chose qui ne me trompe pas, j'en suis sûre, me le dit à moi. Victor Hugo est mort: vous remplacerez Victor Hugo.

Cette fois, je proteste:

—«Ah non! permettez, n'exagérons rien!»

Elle insiste, mutine: il me faut céder.

—«Eh bien! oui, là, je remplacerai Victor Hugo. Entendu!»

Elle est sincère, en ce moment, la chère femme! Mais si, dans quinze jours, trois semaines, sa prédiction ne s'est pas réalisée, elle en sera tout étonnée, commencera de trouver le temps long, et doutera déjà de moi.

XL

DIRECTEUR DE CONSCIENCE LITTÉRAIRE

J'efface un à un les péchés de son goût.

Madame Vernet

Vous devriez me composer une petite bibliothèque qui me serait personnelle.

Henri

Volontiers.

Madame Vernet

Qu'y mettrez-vous?

Henri

Madame Bovary, d'abord. C'est l'histoire d'une dame qui est un peu comme vous. Elle ne sait pas ce qu'elle veut et finit par en mourir.

Madame Vernet

Pauvre femme! Est-ce bien écrit, au moins?

Henri

Assez bien, comme ça, oui.

Madame Vernet

Et il n'y a pas de choses trop fortes?

Henri

Des choses trop fortes?

Madame Vernet

Des saletés, enfin, comme dans Zola.

Henri

Non, je vous le garantis. C'est propre comme votre âme, et d'un luisant! Vous pourriez vous y mirer.

Madame Vernet

De qui est-ce?

Henri

De Flaubert, Madame. Flaubert Gustave.

Madame Vernet

Je connais. Vous m'en aviez souvent parlé. N'a-t-il pas fait un autre livre qui a un titre drôle, un titre qui m'a frappée: *La Tentation de saint Antoine*? Ce doit être raide, hein.

Henri

Très raide. Je ne vous le conseille pas: vous n'iriez pas jusqu'au bout.

Madame Vernet

Et après, qu'y mettrez-vous?

Henri

Un peu de Balzac?

Madame Vernet

J'en ai lu. Les descriptions m'ont arrêtée. Est-ce qu'il y a des descriptions dans tous ses livres?

Henri

On en retrouve par ci, par là.

Madame Vernet

Alors pas de Balzac, si cela ne vous fait rien.

Henri

Ça m'est égal. Ce que j'en dis, c'est pour causer. D'ailleurs je suis de votre avis. Les descriptions embrouillent; on perd le fil: c'est agaçant.

Madame Vernet

Et après, qu'y mettrez-vous?

Henri

C'est comme si nous jouions au corbillon. J'y mettrai un peu des Goncourt, un tout petit peu, pour donner du goût.

Madame Vernet

Je les connais aussi ceux-là. Vous ne faites qu'en parler. Deux frères qui s'aimaient bien, n'est-ce pas?

Henri

Ils s'adoraient.

Madame Vernet

C'est gentil, ça. Lequel des deux est donc mort, déjà?

Henri

Le plus jeune.

Madame Vernet

Lequel des deux écrivait le mieux?

Henri

Le plus jeune, naturellement, puisqu'il est mort.

Madame Vernet

Qu'est-ce que vous me donnerez des Goncourt?

Henri

Renée Mauperin. C'est encore l'histoire d'une jeune fille qui ne sait pas ce qu'elle veut et qui en meurt.

Madame Vernet

Pauvre fille! Ensuite.

Henri

Ensuite *Germinie Lacerteux*: c'est l'histoire d'une servante.

Madame Vernet

Oh! non! pas de bonne. Ces gens-là savent-ils aimer?

Henri

Voulez-vous *Madame Gervaisais*? Cela se passe à Rome.

Madame Vernet

J'aime beaucoup les livres de voyage.

Henri

Sœur Philomène. Il s'agit d'une Sœur d'hôpital.

Madame Vernet

Est-ce qu'il y a des tableaux de la souffrance humaine? Oui? N'en parlons plus. Je me trouverais mal à chaque instant. Qu'est-ce que nous prendrons de Zola?

Henri

Rien, à cause de votre odorat. Vous me demandez mon avis: je vous le donne.

Madame Vernet

Mais il faut du Zola dans une bibliothèque de choix. Je suis une femme mariée. La délicatesse a des bornes. Ne dirait-on pas que vous me prenez pour une petite fille? Je vous assure qu'il m'est tombé, par hasard, sous les yeux, quelques passages de *Germinal* et de *la Terre*, ceux qui ont fait le plus de bruit, et je ne les ai pas trouvés si «choses». Et puis, en souvenir des beautés de premier ordre, il ne faut pas se montrer sévère pour les taches. Allons, accordez-moi quelques volumes de Zola.

Henri

Vous les aurez tous, chère femme de mon cœur.

Madame Vernet

Ensuite.

Henri

Tenons-nous-en là pour l'instant. Nous continuerons demain la revue. Nous remplirons encore quelques casiers avec ce qui reste d'écrivains en prose pour dames, et nous demanderons ensuite aux poètes s'ils n'ont pas en réserve quelques poésies de derrière les fagots, pour faire la bonne bouche.

Madame Vernet

N'oubliez pas au moins qu'un rayon tout entier, capitonné de soie, est destiné à vos œuvres futures, richement reliées.

Henri

En peau de chagrin d'amour, avec des fers spéciaux, ceux que vous m'avez mis au cœur. C'est la grâce que je me souhaite. Allons déjeuner!

XLI

ÉGLISES

Généralement, après déjeuner, nous visitons une église, toutes les églises que le bon Dieu a fait faire dans les environs. Nous lisons d'abord les inscriptions des croix. L'épitaphe d'un enfant nous excite à dire: «Pauvre petit!»; celle d'un vieillard, «qu'en somme il était en âge de mourir et qu'il n'a pas à se plaindre: la mort, en ce cas, est plus dure pour ceux qui restent que pour ceux qui partent!»

Nous avons une manière brusque de retirer le pied quand nous marchons par mégarde sur une tombe, et, prudemment, nous écartons les hautes herbes des sentiers. Une poule noire dérangée s'envole avec un cri perçant: nous frémissons.

Madame Vernet

Ne croirait-on pas que c'est une âme?

Monsieur Vernet

Elle ne montera pas haut dans le ciel: elle est trop noire.

C'est la première plaisanterie d'une longue série. Nous plaisantons parce que nous avons vaguement peur. Nous entrons dans l'église en hésitant, comme on s'enfonce dans l'eau froide.

Monsieur Vernet

On a beau n'être pas dévot: cela fait toujours quelque petite chose.

Marguerite a trempé sa main dans l'eau bénite jusqu'au poignet et nous en offre. Incapable de refuser, j'essuie ma part avec mon mouchoir, et Monsieur Vernet, moins esprit fort, laisse égoutter la sienne au bout de ses doigts. Le premier sacrilège seul coûte. Cette insulte à l'eau divine non suivie d'une punition immédiate nous encourage: nous pouvons regarder l'église en amateurs, et nous serions hommes à remettre nos chapeaux si la fraîcheur ne nous semblait douce. L'église est nue et suintante, mais la chaire et son escalier sont d'un bois tellement vieux que Monsieur Vernet parle hardiment de style Renaissance. Il monte en tâtant la rampe, ouvre la porte de la chaire, égratigne les moulures, flaire les trous de mites, et n'oublie pas de crier:

—«Mes chers frères!»

—«Oh! Victor! Oh! mon oncle,» disent ensemble Madame Vernet et Marguerite, qui prient à genoux. Je n'en pense pas moins. Monsieur Vernet s'en tient là. L'éclat de sa voix l'a effrayé. L'église, personne blessée, a gémi de toute la sonorité de ses voûtes, et Monsieur Vernet descend, penaud, sa raillerie coupée en deux.

Il regarde respectueusement des vitraux, des crosses, des agneaux frisés aux pattes croisées sous le menton. Ces dames achèvent leur prière. Je me promène de long en large, mon chapeau me battant les cuisses, et j'admire le catholicisme non comme religion, mais comme poésie. Je fais retentir aussi mes talons sur les dalles pour produire des «échos».

Nous sortons. Marguerite est déjà à son poste, la main pleine d'eau bénite. Mais nous n'en avons pas besoin, puisque nous sortons. Nous écartons le buste avec un merci sec, et, sous le portail même, lestés d'une impression pénible, nous nous couvrons par un geste de défi. Notre impertinence se redresse comme une herbe foulée. Monsieur Vernet dit leur fait aux curés.

Madame Vernet

Il faut un peu de religion, mais pas trop. Je trouve ridicules les détails, les cérémonies. Je crois en Dieu, voilà tout, et au diable dans une certaine mesure.

Marguerite cueille un coquelicot sur une tombe. Elle le mettrait à son corsage, si quelqu'un voulait parier avec elle n'importe quoi. Elle en arrache les feuilles écarlates et les fait claquer entre le pouce et l'index.

De mon côté, par négligence ou bravade, je butte contre des mottes, je marche au bord des allées et j'écrase les pieds des morts.

Monsieur Vernet

On respire.

Il ferme la porte du cimetière.

Autour du clocher, les corbeaux tracent leurs cercles, poussent leurs croassements, agacent le coq muet, comme pour le provoquer à donner de la voix.

Monsieur Vernet

Quand ils ne sont pas dedans, ils sont dessus.

Il rit. Nous rions tous.

XLII

PROMENADES ET BEAUX SITES

Il n'est rien de trop simple pour la simplicité de nos goûts. Nous nous arrêtons à chaque ferme afin de boire du lait. Marguerite seule, moins naturelle que nous, ose avouer que le lait lui fait mal au cœur.

—«Votre pain est-il noir, ma brave femme?»

—«Oh non, Monsieur, il est bien blanc, au contraire, aussi blanc que celui du boulanger.»

Nous poussons un «Oh!» de désolation.

La brave femme ne nous comprend pas. Elle ne nous comprend jamais. Elle nous offre des chaises, et il faut employer la force pour qu'elle nous permette de nous asseoir sur un banc de bois boîteux et poli comme un front d'enfant, tant il a râpé de culottes, qui le lui ont bien rendu.

La brave femme demeure bouche bée, une chaise dans chaque main.

—«Vous seriez pourtant mieux là-dessus, dit-elle: c'est de la paille toute neuve.»

Je me lève:

—«Écoutez, je vous en supplie, laissez-nous votre banc. Sinon, nous nous mettrons par terre, à la turque, ou en tailleurs. Nous ne sommes pas venus ici pour étrenner vos chaises: tenez-vous-le pour dit!»

J'ajoute:

—«Allons! donnez-nous votre pain blanc, puisque vous n'en avez pas de noir, et apportez-nous du lait!»

—«C'est-il vrai que vous voulez du lait, mon petit monsieur?»

—«Mais, ma brave femme, vous n'y êtes plus! Quand on entre dans une ferme, c'est pour boire du lait. Les fermes, ç'a été inventé pour que les gens qui sont à la promenade puissent y boire du lait, quand ils sont las et qu'il fait chaud.»

—«Mais, mon petit monsieur, il n'en reste plus qu'une goutte pour mettre dans notre soupe ce soir. Les vaches ne sont pas tirées.»

—«Tirez-les. Nous attendrons en mangeant une omelette!»

—«Alors il faut que vous attendiez aussi que les poules aient pondu. J'ons vendu tous nos œufs au marché, hier.»

Je promène sur l'assistance un regard découragé.

—«Ce n'est pas la peine de venir à la campagne pour faire comme dans les villes. Soit! Tordez-nous donc le cou à un lapin!»

—«Un lapin? mais, mon bon Monsieur, j'ons point de lapins. Qu'est-ce que j'en ferions donc? Un lapin, ça mange comme une vache; et qué que ça se vend? Rien du tout.»

—«À votre tour», dis-je à Madame Vernet, en me rasseyant.

Elle s'y prend mieux que moi, car, pour obtenir de la brave femme quelque chose à manger, elle l'interroge sur ses travaux, ses habitudes, son mode d'existence, et complimente sa bonne mine, sa corpulence.

—«Que vous devez sans aucun doute à l'air pur des champs!»

—«Oh, ma chère petite dame (elle nous trouve tous petits), j'ai pas seulement le temps d'aller le respirer!»

—«Vos enfants sont toujours dehors?»

—«Dame! Quoi que j'en ferais donc à la maison, dans mes jambes?»

—«Ils doivent être vigoureux et beaux?»

—«Ils profitent: ce n'est pas parce que je suis leur mère, mais je vous garantis que, le dimanche, pour aller à la messe, ils sont tapés.»

—«Vous en attendez encore un sous peu?» dit Monsieur Vernet en regardant le tablier de la brave femme, tandis que Marguerite émiette du pain aux poules.

—«Pardon! mon bon monsieur, pas pour le moment. Je suis restée enflée comme ça de mon dernier!»

«Et pis, dit-elle, quoi que ça sert de se dégonfler à chaque fois pour se regonfler à chaque fois? Je ne suis-t-y pas plus à mon aise en restant toujours la même?»

Et elle se met à rire, agitant son ventre, secouant ses cottes blanches de farine.

Monsieur Vernet longe les murs jaunis, inspecte l'intérieur d'une armoire à lit, des casseroles, des bues, se propose d'en acheter une pour sa cheminée, s'arrête devant les assiettes à fleurs rangées derrière des lattes de bois.

—«Voulez-vous m'en vendre une, ma brave femme?»

—«Une assiette! pour quoi faire? Seigneur Dieu!»

—«Je la pendrai dans ma salle à manger, et, en la voyant, je penserai à vous. Combien?»

—«Elles m'ont coûté à moi cinq sous, l'une dans l'autre!»

—«En voilà vingt!» dit Monsieur Vernet.

La brave femme se demande pourquoi on lui paie un franc tout entier une assiette achetée un quart de franc et dans laquelle elle a mangé.

—«Mon bon monsieur, dit-elle, celle-là est cassée: prenez-en une autre!»

Monsieur Vernet hausse les épaules. Nous sortons, mais nous reviendrons. Nous promettons toujours de revenir.

—«Il n'y a pas d'embarras, dit la brave femme: revenez si vous voulez.»

J'offre à Monsieur Vernet de porter l'objet d'art, l'assiette. Il fait des façons. J'insiste.

Monsieur Vernet

Alors, chacun à son tour.

Henri

Soit. Mais rappelez-moi le mien: je suis capable de l'oublier.

Bientôt, en effet, je n'y pense plus.

XLIII

FLIRTAGE EN PLEIN AIR

Il y a moins de danger sur la route que dans ma chambre. Marguerite est là. Monsieur Vernet nous surveille. Nous ne flirtons qu'avec des clins d'yeux, des chuchotements, des pressions de bras ou des frôlements de hanches. Nous jouons «à celui qui courra le plus fort!» J'enlève prestement Madame Vernet quand je l'attrape, et je sens son corps peser sur moi. Elle court mal à cause de ses robes et de ses coudes, et plus on est près d'elle, moins elle court vite. Son ardeur décroît comme la distance qui nous sépare.

Je l'assieds sur une borne, essoufflée; j'attends qu'elle ait repris vent et je lui tiens des propos qui sont pures bagatelles.

Henri

Vous êtes une levrette, une plume, une ombre, et sous votre doux poids j'ai cru que j'allais mourir.

Madame Vernet

Holà! que j'ai chaud! Vous me tuez.

Les frisons de sa nuque sont collés par la sueur. Elle trempe ses pieds dans la fraîcheur de l'herbe. Elle fait des efforts de tête pour tirer son cou du col, lève les bras, remue les poignets afin de permettre à l'air d'entrer dans les manches, de se glisser jusqu'aux épaules, de se blottir aux aisselles.

Nous nous amusons comme des enfants sous l'œil amical de Monsieur Vernet. Je l'appellerais, à l'exemple de Marguerite, mon oncle, si je ne craignais de réveiller en lui le sanglier qui dort. Madame Vernet me prie de respecter au moins son mari, si je ne la respecte pas elle-même.

Je prends Monsieur Vernet à part. Son assiette sous le bras, il épluche une baguette.

Henri

Est-elle folâtre, Madame Vernet!

Monsieur Vernet

Elle ne sera jamais plus jeune.

Henri

Vous n'avez pas peur?

Monsieur Vernet

De qui? de quoi?

Henri

Je ne sais pas, mais à votre place je ne serais pas trop, trop tranquille.

Monsieur Vernet

Parce que?

Henri

Parce que si Madame Vernet est jeune, je le suis plus qu'elle encore.

Monsieur Vernet

J'ai une absolue confiance en elle.

Henri

Bien. Mais en moi?

Monsieur Vernet

En vous aussi.

Il me regarde fixement, l'air grave et bon. Ce simple mot, si simple, me touche plus que je ne le voudrais. Je serre la main de Monsieur Vernet.

Henri

Vous avez raison, mon cher Monsieur Vernet. Toutefois parlons d'une manière générale, sans faire de personnalité. Si cela arrivait!

Monsieur Vernet

J'espère que, d'abord, ma femme vous cracherait au visage.

Il a dit cela d'une telle façon que je me détourne, comme pour éviter réellement un peu de salive. Je souris jaune.

Henri

Bien entendu, Monsieur Vernet, il ne peut pas être question de moi. Encore une fois, nous ne faisons que des hypothèses, et, mettant les choses au pis, nous supposons, et tous deux ensemble, comme deux amis de collège ou de régiment, nous découvrons par hasard que votre femme vous trompe.

Monsieur Vernet

Alors, je vous fusillerais, dans le dos!

Ainsi, j'ai beau me mettre de son côté, Monsieur Vernet me renvoie obstinément au camp ennemi. J'ai poussé trop loin dans son âme la perquisition. En l'interrogeant, j'ai peut-être tout avoué.

Mais non, je badinais, n'est-il pas vrai? et je ris au point que mes dents claquent. C'est le frisson de la petite mort qui passe.

Nous sommes sur une belle route blanche, en plein jour, en plein soleil, entre deux haies qui nous pénètrent de leurs émanations odorantes, et mon cœur bat, pris de panique, comme par une nuit noire peuplée de cauchemars.

Ç'a été court.

—«Cet Henri, crie Monsieur Vernet à sa femme, a des idées d'un biscornu!»

Je ne le laisse pas achever, et, leurs mains à tous deux en paquet dans les miennes:

—«Mes chers amis! finisse plutôt ma vie que notre bon accord!»

Madame Vernet

Qu'est-ce que vous avez?

Henri

Rien que la joie de vous avoir connue. Rien que du bonheur plein moi.

Je suis heureux qu'un mendiant vienne au-devant de nous. Il a entendu mon appel. D'ordinaire, nous ne donnons jamais au mendiant de tout le monde. Ce n'est pas dans nos idées. Le rêve de Madame Vernet, par

exemple, serait d'avoir un pauvre pour elle seule, qu'elle irait voir dans sa mansarde, au-dessus de beaucoup d'étages, un pauvre dont elle surveillerait la moralité, qui n'accepterait rien des autres, et que peu à peu elle ferait riche.

—«Allons, dis-je, pour une fois!»

Et je tire de ma poche le porte-monnaie de Monsieur et Madame Vernet, qui s'y trouve «justement».

Nous rentrons à la maison, traînant nos pieds dans la poussière, contents de la journée, avec une lassitude, une faim, une soif de «chiens».

XLIV

LA PARTIE D'AGRÉMENT

Nous sommes sur le bateau des Cruz imprégné, quoique lavé ce matin à grande eau, de la fade odeur des congres. Au fond du bateau, à l'endroit où sont d'ordinaire les mannes de cordes, nous avons serré des paniers de provisions. Monsieur Vernet nous a prévenus:

—«C'est effrayant ce qu'on mange en pleine mer!»

Le père Cruz assis à la barre et un de ses hommes debout sur l'avant nous regardent en dessous et se font des signes. Une gaîté turbulente nous anime, et, comme dit Cruz, chacun lance, à son tour, une rognure de chanson. Des marsouins tournent au loin leurs roues noires, et Cruz leur crie: «Cousin Jean! cousin Jean!» obstinément, pour les faire venir à bord.

Mon père avait cinq cents moutons;
J'en étais la bergère!

chante Monsieur Vernet d'une voix à effrayer les loups.

Je suis moins communicatif. Madame Vernet m'inquiète. Elle a pâli, sourit hors de propos, tantôt bâille au vent, tantôt, les lèvres pincées, semble retenir de force un secret. Adroitement, elle prépare son public.

—«Je sens que je vais peut-être avoir le mal de mer!» dit-elle.

À ces mots, elle se retourne et vomit.

—«Soutenez-lui la tête, dis-je à Monsieur Vernet!»

—«Bah! dit-il, ça lui fait du bien.»

La premier' fois j' les mène aux champs,
Le loup m'en mangea quinze! lon laine, lon la!

Les pêcheurs rient, sans oser rire, le menton dans leur tricot.

Marguerite s'approche de Madame Vernet, lui murmure quelques mots de garde-malade, s'installe à côté d'elle, et leurs cœurs se soulèvent ensemble suivant un rythme lent.

Un beau monsieur vint à passer,
Me rendit la quinzaine! lon laine!

chante M. Vernet.

Je fais, couché sur le dos, la théorie du mal de mer, avec des phrases paresseuses, rampantes sur ma langue, coupées de silences, de soupirs et de sifflements qui soulagent:

«Le mal entre par les yeux. Il faut regarder l'horizon. Quand on n'a pas mangé, on est moins facilement malade et on souffre plus. Quand on a mangé, le mal vient vite et s'en va de même. Il arrive qu'on ne l'a pas durant une longue traversée. Tel autre jour, c'est au port même qu'on l'a, par un temps calme.»

—«Vous ne l'aurez pas aujourd'hui, me dit le pêcheur Cruz: vous avez bonne mine!»

Mais, tout de suite, je fais pendant à ces dames, la tête secouée sur le bord du bateau, tandis que Monsieur Vernet enfle sa voix vengeresse:

Quand nous tondrons nos blancs moutons!
Vous en aurez la laine! lon laine, lon la!

Il plaisante, infernal, nous remercie de donner aux poissons, d'économiser chez le pharmacien. D'un bord à l'autre, entre deux nausées, nous nous demandons de nos nouvelles, ces dames et moi.

—«Ce n'est rien, cela va mieux: quand c'est fini!»

—«Ça recommence!» dit Monsieur Vernet, qui interrompt nos condoléances, jouit de notre mal comme d'une haine satisfaite, et crie à tue-tête:

C' n'est pas la laine que je veux!
C'est votre cœur, ma belle! lon laine, lon la!

Il s'arrête, tousse, crache, dit: «J'ai avalé de travers!», et prend ses dispositions à côté du pêcheur Cruz, le buste hors du bateau, la figure fouettée d'embrun au choc des lames, prêt à tomber, bon à noyer.

C'est la débâcle des estomacs. Le bateau bondit, se cabre. D'un coup de barre, Cruz donne debout dans une vague qui retombe en pluie fine, mordante, acidulée et bénit notre agonie.

Le bateau conduit à leur dernière demeure des moribonds ramassés çà et là. Nous roulons de bâbord à tribord nos têtes décolorées. Quand je heurte Madame Vernet:

—«Pauvre amie!», lui dis-je.

Elle me répond:

—«Pauvre ami!»

Et nous repartons, chacun en quête d'un coin de terre ferme.

Le marin de Cruz, larguant une voile, meurtrit nos pieds; puis, sur notre invitation, tous les deux se mettent à manger, et il nous semble que c'est nous qu'on gave de nourriture, à coups de pilon dans la gorge, sur notre cœur, qui se gonfle, étouffe!

—«Dites, Cruz, sommes-nous loin du port?»

—«Dame! Monsieur Vernet, j'avons vent debout, j'avons pas vent arrière!»

—«Mon brave Cruz, n'allons-nous pas bientôt rentrer?»

—«Oh! si j'étions attaché au cul d'une vapeur, j'en aurions à peine pour une heure, ou le quart moins d'une heure!»

—«Mon bon papa Cruz, serons-nous arrivés avant la nuit?»

—«Mais, ma chère petite dame, bien sûr que oui, si j'avions pas le courant contre nous!»

Renversant nos têtes lourdes, de métal, nous apercevons le phare et sa lanterne incendiée par le soleil couchant. Il est là, tout près, le phare! Il suffirait d'allonger le bras pour s'y cramponner. Mais la nuit vient. Le soleil disparu, le phare allume sa lanterne, et entre nous et lui la distance reste la même. Nous renonçons au port, et, nos maux un peu calmés, nous entrons dans une vie de songe. Une demi-nuit nous enveloppe. Les lueurs du falot illuminent la voile, et le bateau soulève, par gerbes, les fleurs de feu de la mer. On n'entend que le bruit du flot, ce bruit d'un tapis qu'on secoue, et le mâchement des deux marins, qui mangent encore, accroupis sur les paniers de provisions et les bouteilles. Les membres cotonneux, nous ne savons plus où nous allons. Il nous serait égal de mourir.

—«J'en ons encore pour une heure!», dit parfois le pêcheur Cruz, et longtemps, un siècle après, il ajoute:

—«Oui, je crois que dans une heure, une heure et demie, le port ne sera pas loin!»

Qu'est-ce que cela nous fait? Qu'il nous laisse sommeiller, perdre conscience!

J'ai un puits creusé dans le corps, et je me tiens, de toute ma force, immobile.

J'ai rencontré, dans l'ombre des couvertures, la main de Madame Vernet et je la garde. Elle est toute petite, sans frémissement, comme morte.

Bordée par bordée, Cruz avance tout de même. Sa voix lointaine nous renseigne.

—«Un peu de plus, je vous jetais sur les rochers.»

Il cherche à mettre en place les feux du port, qui doivent nous regarder comme des yeux de chat.

Il faudra un treuil pour nous déposer à terre. Quand le bateau se cogne à la cale, c'est une grande surprise. Je veux aider Madame Vernet à se relever, mais cette main que je tenais est celle de Marguerite.

Je m'en étonnerai plus tard. Nous prenons possession du sol comme des conquérants ivres.

—«À une autre fois!»

—«Oui, à une autre fois!»

Car nous recommencerons. On a le droit de se distraire dans la vie.

XLV

IL FAUT EN FINIR, À LA FIN

Toute tangante encore, comme un mouton qui a un ver dans la tête, Madame Vernet monte en peignoir à ma chambre.

Henri

Avez-vous bien dormi?

Madame Vernet

Monsieur Vernet n'a fait que gigoter, et je suis comme s'il m'avait battue.

Henri

Le mal de mer réconcilierait les chairs les plus ennemies.

Car nous nous disputons, amants véritables, pour bien nous prouver notre amour. Une fois, j'ai tiré la targette de la porte, et je n'ai ouvert qu'après trois appels coulés dans la serrure. Une autre fois, il m'a fallu lui demander longtemps:

—«Qu'avez-vous? qu'avez-vous?»

Elle ne me répondait pas, et regardait au loin par l'œil-de-bœuf, sorte de statue de la Bouderie en négligé du matin.

Nous nous devenons insupportables. Notre contrainte nous exaspère. Madame Vernet a assez joué à la muse. J'ai suffisamment apprécié l'excellence de son âme.

—«D'abord, dis-je, moi je ne travaille plus!»

Madame Vernet

Suis-je une femme frivole, et pensez-vous que cette situation ne me soit pas aussi pénible qu'à vous? Je vous aime, je vous l'ai avoué: je vous le redis.

Henri

Prouvez-le-moi. Ne vous ai-je pas accordé un assez long sursis? Jusqu'à quand ferez-vous la fleur qui se referme quand on la touche? Est-ce pour

donner plus de prix à vos faveurs que vous les économisez avec ladrerie? Vieux jeu, ça! Madame. La peur de perdre vous fait tricher.

Madame Vernet

Ne commencez pas à mettre votre malice en calembours. Je vous ai dit: «À Paris», et je n'ai qu'une parole.

Elle a raison. Elle ne peut pas tomber là, en fille, sur une chaise. La chute d'une femme comme elle exige des préparatifs, un cadre, plus de sécurité, la certitude que nous pourrons tranquillement réparer le désordre de notre toilette. Je m'entête pour la forme. Je lui montre une feuille de papier blanc sur ma table.

Henri

Elle est là depuis huit jours. Ma plume me paraît lourde comme un instrument de travail, et vous m'avez mis dans un tel état d'énervement que j'ai perdu le goût des belles lectures.

Madame Vernet

C'est ce qui me désespère. Dieu m'est témoin que je ferais à l'instant, s'il le fallait, si c'était une chose possible, le sacrifice de mon triste honneur pour vous sauver. Je vous le déclare sans rougir, je me livrerais sans hésiter, quand je vous vois ainsi désœuvré, arrêté dans votre œuvre par ma faute, et je cherche, oui, je voudrais trouver l'oreiller où pourront se poser nos deux têtes.

L'oreiller où pourront se poser nos deux têtes!

J'incline la mienne sur son épaule.

—«Vous m'aimez-donc?»

—«Pas comme tu crois!»

Nous nous balançons, nous soutenant l'un l'autre, et, poursuivi, jusque dans mes expansions, par je ne sais quel esprit de cabotinage, je remarque dans un vieux morceau de miroir pendu à une planche l'effet de notre accouplement.

J'ai la joue collée au cou puissant de Madame Vernet et le nez enfoui dans l'ouverture de son peignoir.

—«Je vous crois, dis-je, et j'attendrai avec confiance; mais au moins donne-moi tes lèvres.»

—«Tiens, tiens vite!» dit-elle, aux écoutes.

C'est une religieuse qui embrasse son cousin, à travers une grille, dans un parloir.

Toujours prudente, elle a entr'ouvert la porte. Je ne me presse pas, et je prends, j'aspire, ma poitrine dans la sienne, ce qu'elle m'abandonne de souffle humide.

—«C'est ça, c'est ça que tu veux?»

—«Tais-toi!» lui dis-je, les dents serrées.

Nos lèvres se remêlent dans un baiser qui n'en finit plus, douloureux à force d'être long, amer parce qu'après il n'y aura rien, un baiser qui nous laisse trop le temps de penser à autre chose.

Enfin le pas de Monsieur Vernet nous dérange: en hâte nous nous efforçons à l'insignifiance.

XLVI

PROPOSITION

Monsieur Vernet

Bichette, as-tu fait la commission à Henri?

Madame Vernet

Tiens, je n'y pensais plus.

Ils sont embarrassés et se passent la parole l'un à l'autre.

—«Dis, toi!»

—«Dis plutôt, toi!»

Madame Vernet

Mais nous allons être indiscrets.

Henri

Je vous arrêterai à temps: allez toujours.

Madame Vernet

Voilà: Marguerite désire prendre des leçons de natation, et comme il n'y a pas de moniteur ici, nous avons pensé à vous.

Henri

Pour lui en faire venir un.

Madame Vernet

Pour le remplacer.

Henri

Pour être le professeur de nage de Mademoiselle Marguerite?

Madame Vernet

Oui.

Henri

Tiens!

Madame Vernet

Vous voyez: cela vous ennuie.

Henri

Pas du tout, mais je me demande si je serai à la hauteur de mes fonctions: j'apporterai la bonne volonté nécessaire.

Madame Vernet

Elle n'abusera pas de vos instants.

Je me gratte le menton:

—«Et, dis-je, flanquant chacun de mes mots d'un point d'interrogation, vous ne trouvez pas que c'est un peu...?»

Madame Vernet hoche la tête:

—«Cela se fait: c'est reçu!»

Monsieur Vernet

Quel mal y a-t-il?

Ils me rassurent.

Madame Vernet

Le monde n'est pas méchant à ce point.

Monsieur Vernet

Je me moque du monde.

Honteux de mes vilaines idées, de me montrer le plus immoral des trois, je m'écrie:

—«Parfait: nous sommes chez nous. Que ceux qui ne sont pas contents»—«aillent le dire à Rome!» conclut Monsieur Vernet, qui souvent me prend, preste, mes expressions à même la bouche.

Madame Vernet

Sera-t-elle heureuse, cette chère Marguerite! J'ai toujours regretté de ne pas savoir nager. Si j'étais plus jeune vous auriez deux élèves. Mais il est trop tard, n'est-ce pas, Victor?

Monsieur Vernet

Ce n'est pas que tu sois vieille, mais je t'accorde que cet exercice n'est plus de ton âge. Non que je le trouve inconvenant; mais franchement, c'est moins l'affaire d'une femme mariée que d'un homme comme moi, par exemple, et, mon cher ami, quand vous aurez un petit moment, une minute, après la leçon de Marguerite... Oh! sur le dos seulement. Le reste me connaît.

Henri

Entendu, cher Monsieur Vernet. Mes bras vous seront ouverts.

Madame Vernet

Je vous regarderai, moi.

Monsieur Vernet

Cela vaudra mieux. Qu'en pensez-vous, Henri?

Henri

En effet, quoique, après tout...

Monsieur Vernet

Je méprise autant que vous l'opinion des autres; mais il y a des bornes.

Henri

Vous avez raison.

Déjà, comme professeur, je vante ce que j'enseigne. Il est des passerelles vermoulues. On peut tomber au milieu d'une rivière. Que faire?

Monsieur Vernet

Si quelqu'un se noie sous nos yeux...

Henri

Il faut le laisser se noyer, Monsieur Vernet. N'allons pas si vite. Votre bon cœur vous emporte. Ne tentez jamais la mort.

Monsieur Vernet

C'est vrai. Quand commençons-nous?

Henri

Demain, si vous voulez.

Monsieur Vernet

C'est dit. J'appelle Marguerite pour lui annoncer la bonne nouvelle. À propos, est-il besoin de quelque appareil?

Henri

Non, j'opère seul, sans outil, les manches simplement relevées. Tout le monde peut voir: rien dans les mains, rien dans les pieds. N'achetez qu'une ceinture pour Marguerite, vous savez, une ceinture de gymnastique, avec un anneau, une boucle où je puisse mettre mon doigt.

XLVII

LES IDÉES DE MADEMOISELLE MARGUERITE

Elle est singulière. Elle ne fait pas de mots. Elle n'a pas une théorie à elle sur l'homme, l'amour et le mariage. Elle joue, et, si je pose, ne s'en aperçoit pas. Nous parlons de son couvent, des chères sœurs, de ses amies, et nous nous adressons mutuellement des questions de géographie et d'histoire. Il m'est impossible d'en obtenir une confidence graveleuse, dont elle me chatouillerait le creux de l'oreille comme avec une plume. Elle ne cache rien. Elle ignore. Je tâche de connaître sa pensée de derrière les reins: elle n'en a pas. C'est surprenant! Elle sort du couvent et n'est point corrompue jusqu'aux moelles. Elle a lu sans les comprendre les inscriptions des cabinets; elle a passé entre les mignarderies perverses des petites amies et les sensuelles chatteries des sœurs, candide, toute fraîche. Voilà qui me déroute.

Je m'acharne en confesseur.

—«Qu'est-ce que vous faisiez au couvent?»

Elle recommence avec volubilité:

—«On se levait, on priait, on mangeait. On repriait, on faisait la classe, on cousait, on jouait, on se couchait.»

—«C'est tout?»

—«Oui, êtes-vous drôle?»

Je regarde au fond de ses yeux, penché au bord de leur eau claire.

—«Qu'est-ce que vous avez à me fixer ainsi comme ça? Vous voulez jouer à celui qui fera baisser les yeux de l'autre?»

Nous nous obstinons. J'en ai mal aux prunelles. Elle veut avoir le dernier regard. J'ai affaire à une rouée vicieuse, qui déjà, peut-être, connaît l'homme. Elle n'en a pas peur, et j'ai du bleu au bras autant qu'une femme de lettres à ses mollets. Car nous luttons pour nous reposer de nos causeries instructives.

Le combat s'engage par de petites tapes vite lancées, aussitôt rendues. Les coups de poing suivent, enfin l'empoignement. Elle me donne de la tête

en plein estomac. Je mets la main sur mon cœur, j'aspire une bouffée d'air, et je dis: «Fameux!»

Dans les entr'actes, nous faisons rouler nos biceps; puis on se reprend, front contre front, les poignets tenaillés, les jambes nouées. Si je la soulève comme un plomb, elle mord.

—«Ah! dis-je en m'asseyant par terre, quand vous aurez un mari, ça tapera dur.»

—«J'en veux un fort!» dit-elle.

—«Fort et gros, un percheron: de quelle couleur? brun, naturellement!»

—«Non, plutôt noir, avec de la barbe!»

—«Vous n'aimez pas les rouges?»

—«On dit qu'ils sentent mauvais!»

—«Merci!»

—«De rien. Encore une partie: voulez-vous?»

—«Encore une!» dis-je résigné.

Et pareils à des béliers furieux qui cossent, nous nous chassons d'un bout du jardin à l'autre, frappant du pied le sable qui crie, poussant des clameurs, grinçant des dents, sauvages.

Monsieur et Madame Vernet font des paris. Celle-ci intervient.

Madame Vernet

Tu assommes Monsieur Henri!

Henri

Laissez-la.

Madame Vernet

Jouez donc, enfants que vous êtes, jouez à perdre haleine.

À vigoureux coups de genoux, Marguerite me fait faire le tour du jardin. Je me crois au cirque. Je baisse et redresse brusquement la tête, en cheval savant, et je mets les deux pieds sur les plates-bandes.

Ensuite, il faut sauter à la corde, exécuter des doubles, fournir du vinaigre. Enfin Marguerite se rend. Elle se couche sur le ventre, dans l'herbe, le souffle haletant et bat la mesure du bout de ses bottines, à petits coups, de plus en plus espacés, jusqu'à ce que le pied retombe mollement pour ne plus se relever.

Sa lourde natte de cheveux s'immobilise comme un reptile qui digère et s'endort.

Monsieur Vernet

Quelle gamine!

Madame Vernet

O jeunesse!

Henri

Quelle forte fille!

Monsieur Vernet

Et rieuse!

Madame Vernet

Et pas méchante!

Henri

Et bonne!

Monsieur Vernet

Et aimante!

Nous défilons le chapelet aux perles blanches.

Monsieur Vernet

Toutefois, je ne la crois pas des plus intelligentes.

Henri

Et ne trouvez-vous pas, vous, Madame Vernet, qui la peignez, qu'elle a dans ses cheveux... une odeur?

Madame Vernet

En outre elle est trop grasse. Hier soir je suis entrée dans sa chambre: la petite dormait, les poings fermés, la bouche en ballon. J'ai relevé le drap: elle a au ventre et aux cuisses des plis de chair qui font peur.

Henri

À son âge! quel malheur!

Madame Vernet

Elle deviendra grosse.

Monsieur Vernet

Énorme!

Henri

Difforme!

Nous défilons le chapelet aux grains noirs.

XLVIII

PREMIÈRE SÉANCE

Aujourd'hui, premier tripotage de Mademoiselle Marguerite, jeune fille de bonne famille, par Monsieur Henri, homme de lettres. Des deux, c'est moi le moins hardi.

Madame Vernet

Il faut que ce soit vous pour qu'on vous confie un tel lys.

Par quel bout vais-je la prendre?

La petite plage a son aspect accoutumé.

Le phtisique sur son pliant se tourne mélancolique et pâle vers le soleil, et déjà les Vilard se font des gracieusetés dans l'eau. Au pied des cabines, c'est un campement de messieurs qui se sèchent dans leurs peignoirs, ou de dames qui travaillent, et après chaque point de tapisserie regardent le ciel. Mais un mouvement d'attention se produit: il va se passer quelque chose.

Henri

Êtes-vous prête?

marguerite

Voilà! voilà!

Sa ceinture de gymnastique lui serre les reins. Elle saute hors de sa cabine en faisant piaffe, me donne un bout de doigt que je saisis au vol comme un écuyer, et nous nous élançons vers la mer.

—«Tiens! tiens!»

Quel étonnement!

Nous aimantons les regards. Marguerite jette, à la sensation de l'eau froide, quelques ruades qui font valoir sa jeune croupe, frappent en plein dans la surprise de tous, emportent le morceau.

—«Du calme! lui dis-je, s'il vous plaît.»

Mais elle me tire, m'entraîne, m'éclabousse. Je suffoque, car j'ai l'habitude, au bain, de craindre l'eau comme le feu, de prendre mes précautions avec la vague, de me livrer à elle portion par portion. Je m'y assieds ainsi que dans un fauteuil, en me relevant deux ou trois fois comme si je l'essayais. Quand «j'en ai au ventre», je m'arrête. C'est le passage difficile. J'imite, de la bouche, le bruit d'un pot qui bout. Il me semble qu'on me coupe en deux avec un fil à beurre glacé, ou que je change de chemise dans la rue, au mois de décembre, les bras levés, enfilant des manches de neige.

D'un coup Marguerite a changé ma méthode. Nous barbotons, et je me cramponne à elle pour la soutenir.

—«N'ayez pas peur!» lui dis-je.

Elle n'a pas besoin d'être rassurée, et, battant l'air à tour de bras, elle fait un tapage de phoque en récréation.

—«Mademoiselle! permettez!»

Docile enfin, elle me tourne le dos. Je passe un doigt sous la boucle de sa ceinture, et je promène mon élève sur le flot, en lui donnant des explications.

—«Levez le menton. Creusez les reins. Les pieds ensemble! Doucement les mains!»

Elle fait ce qu'elle peut, se dépêche, avale de l'eau salée, crache et me déséquilibre à coups de talon dans les jambes.

Le phtisique a approché son pliant près du bord. Je pense qu'on rit sur la plage de moi surtout, de ma maladresse de professeur. J'ai envie de laisser Marguerite couler au fond et de m'en aller nager au loin. Vraiment, malgré mes explications et sa bonne volonté, elle exécute les mouvements de travers. Je lui donne des claques sur ses mollets, ses épaules, sur tout ce qui ressort.

—«Mademoiselle, ne vous mettez donc pas en chien de fusil!»

Tantôt elle se dresse et prend pied; tantôt sa tête retombe, et je la lui soutiens en creusant ma main sous son menton. Elle tourne dans la ceinture trop large. Ça ne va pas du tout. Je voudrais être à cent pieds sous mer! J'ai contracté un engagement qu'il me faudra tenir. Cette nuit, sur mon lit, je préparerai mon cours, en faisant avancer et reculer ma couverture de voyage, roulée dans sa courroie.

—«Mademoiselle, vous vous fatiguez. Assez pour cette fois. Allez vous-en!»

—«À mon tour!» me crie Monsieur Vernet, qui attendait assis sur les galets.

—«Ah! mais non! ah! mais non! Demain, un autre jour!»

Je fais le sourd, m'étire, et je m'éloigne du côté du large, coupant la lame rageusement, avec un grand bruit dans les oreilles pareil à un éclat de rire.

XLIX

COURS COMPLET

La leçon de Marguerite est le spectacle du matin. Les baigneurs ne manquent pas d'y assister. Ils jugent des poses. Je ne suis point mécontent: Marguerite progresse, et, il faudrait être de mauvaise foi pour le contester, je connais mieux mon affaire. Mes études dans ma mansarde, mes exercices de cabinet donnent un excellent résultat, et je suis en possession de mes moyens. Afin de me consacrer entièrement à l'instruction de Marguerite, j'ai écarté Monsieur Vernet, en le soutenant mal, en lui faisant boire une gorgée d'eau, en lui montrant, par un tremblement factice de tout mon corps, qu'il était de trop et que, s'il s'obstinait, je mourrais à la peine.

Au contraire, j'ai dit à Marguerite:

—«Je veux vous soigner et faire quelque chose de vous.»

—«Oh! dit-elle, apprenez-moi bien à nager!»

Je n'éprouve plus, à la manier, la gêne du premier jour. Mes mains vont, viennent librement. Moins de paroles! Des exemples.

Je ne dis pas:

—«Faites marcher les jambes!»

Mais, d'une main, la tenant fortement par la boucle, de l'autre je prends un de ses pieds, je l'amène jusqu'à la cuisse et le renvoie avec vigueur. Je le lâche lorsque le mouvement est exécuté d'une manière satisfaisante, et je dirige l'autre jambe. Je surveille aussi avec une attention continue le jeu des bras. J'ai remarqué qu'en l'aidant par le menton, j'affectais douloureusement les muscles de son cou. Ce sera désormais sous la poitrine même que je plaquerai solidement ma main.

—«Appuyez-vous ferme!» lui dis-je.

Et elle s'appuie, confiante, écrase entre mes doigts ses seins délicats.

Après l'exercice sur le ventre, l'exercice sur le dos. C'est notre succès. En quelques séances, nous sommes parvenus à nous étonner.

—«Bombez la poitrine!»

Je n'ai plus le ton rogue, la mine ennuyée. Mes paroles se sont ouatées. On ne prend pas les jeunes filles avec du vinaigre. Une main sous ses hanches, l'autre sous ses épaules, je l'installe commodément sur la vague.

—«Vous me tenez, au moins?»

—«Je vous tiens. Bombez, bombez!»

Et je ne la tiens plus. Elle flotte seule, légèrement prise d'effroi, et me regarde avec de bons gros yeux doux qui implorent, le souffle mesuré selon mes ordres.

Je m'éloigne un peu et je fais signe à Monsieur et Madame Vernet:

—«Mon œuvre!»

Ils sourient:

—«Voilà du merveilleux!»

Mais ce n'est pas tout. Je saisis avec précautions dans mes mains les pieds de Marguerite, et je les pousse, évitant les heurts, les crêtes de vague. Elle navigue comme un radeau, comme sur des roulettes et ferme les yeux sous un rayon de soleil. Nous nous promenons ainsi le long du rivage. Nous excitons l'admiration, l'envie, et je suis persuadé qu'autour de nous on se retient pour ne pas applaudir.

Dès que Marguerite s'oublie et se creuse:

—«Bombez! ou je lâche tout!»

Elle se cambre d'épouvante, la tête enfoncée, la ligne de flottaison aux coins des yeux et des lèvres, les seins et le ventre à fleur d'eau.

Si elle était plus pâle, si ses cheveux se dénouaient, si ses mains ne flattaient pas la vague près de sa hanche, comme le dos d'un animal qu'on sait méchant, j'aurais l'air de ramener Virginie morte à ses parents.

Moi, je ne pense pas à mal. Et elle?

Du bout des ongles, je fais «guili, guili,» à la plante de ses pieds. Aussitôt elle m'échappe, agite les bras, veut s'accrocher à quelque chose, et disparaît.

Quand je l'ai relevée et qu'elle a rendu avec effort toute l'eau bue:

—«Je ne veux pas que vous me fassiez des chatouilles», crie-t-elle.

—«Chut! dis-je, taisez-vous!»

Mais frémissante, comme une vierge de chapelle qui s'animerait tout à coup sous la piqûre d'une araignée, par son attitude elle redouble ma confusion.

L

EN SOURDINE

—«Hum!»

C'est, sur la butte, Madame Vernet qui doute. Lasse, Marguerite est allée se coucher. Je dis avec chaleur combien je suis fier de son application et de son travail. Monsieur Vernet fait les dix pas, et fume. Sa cigarette scintille dans l'ombre, éclaire ses moustaches, son nez.

Henri

Voilà une réticence significative. Ce «hum!» m'en fait deviner long. Trouveriez-vous mon enseignement médiocre?

Madame Vernet

Je ne dis pas cela.

Monsieur Vernet

Alors qu'est-ce que tu dis? Depuis quelques jours tu fais ta mystérieuse tête de bois. Pourquoi?

Madame Vernet

Ne suis-je pas un peu la mère de Marguerite, mon ami?

Monsieur Vernet

D'accord. Ensuite? Te déplaît-il maintenant qu'Henri lui donne des leçons de nage? N'avions-nous pas réglé cette question d'une façon définitive sous le double rapport de l'hygiène et des convenances?

Madame Vernet

Sans doute, et, bien que j'entende, moi, femme dont l'oreille est plus fine que la vôtre, des mots à double sens, malicieux, ce n'est pas cela qui m'inquiète, et je ferais volontiers fi des médisances si Marguerite ne prenait ces leçons,—je puis, je voudrais me tromper, mes chers amis,—avec un peu trop d'ardeur.

Nous ne répliquons rien, intrigués. Madame Vernet continue. Elle a produit son effet et laisse tomber sa phrase comme avec un compte-paroles.

Madame Vernet

Encore une fois, il est possible que je voie mal, que ma sollicitude trouble ma clairvoyance; mais j'ai noté dans ma chère nièce un changement, un je ne sais quoi de nouveau qui m'alarme, et j'ai voulu en causer avec vous amicalement, avec toi, Victor, qui es un homme de bon sens, avec Monsieur Henri, qui n'est pas un fat.

Monsieur Vernet

Bah! tu rêves. Laissons cela!

Henri

Parlons-en au contraire: c'est grave. Alors, vous croyez, chère Madame?...

Madame Vernet

Je n'en suis qu'aux faibles indices. Je ne veux rien affirmer. Je désire seulement que des précautions soient prises s'il vous paraît qu'il y a péril. Raisonnons, cherchons ensemble.

Nous nous asseyons à côté d'elle, sur le banc, sérieux. Madame Vernet poursuit l'information, et sa voix tremble. Elle affecte une grande liberté d'esprit, tâche de discuter sans prévention, et se montre à propos optimiste.

Madame Vernet

Je ne parle pas du plaisir qu'elle éprouve à sa gymnastique de chaque matin, c'est naturel. Mais quand nous allons à la pêche aux crevettes, n'est-elle pas toujours près de Monsieur Henri? Elle le suit de rocher en rocher, de mare en mare. C'est au point qu'elle promène son filet à l'endroit même où Monsieur Henri a déjà fait passer le sien. Cependant elle est sûre de n'y trouver aucune crevette, puisque Monsieur Henri les a toutes prises.

Monsieur Vernet

Possible.

Henri

N'ai point observé ça.

Madame Vernet

Monsieur Henri, vous êtes dans votre rôle de jeune homme: on n'a rien à vous dire. Mais quand nous cherchons des coquillages, c'est plus frappant. Vous vous traînez côte à côte, genou à genou. Vos deux fronts se touchent. Avez-vous assez de coquilles, elle n'en veut plus. Si vous en ramassez, elle se remet à quatre pattes. Comment expliquez-vous cela?

Monsieur Vernet

Par sa naïveté.

Henri

Moi aussi.

Madame Vernet

Donnez-vous la peine de voir ce qui est aveuglant. Si vous dites des vers, elle ouvre la bouche, fascinée, le temps que ça dure. Elle en est laide, la pauvre petite. Ne s'est-elle pas permis de déclarer qu'elle les aimait? À seize ans! Quand vous partez et que raisonnablement elle ne peut pas vous suivre, sa figure se décolore, comme si d'une passe magnétique vous lui aviez enlevé son teint de fille rouge qui a un coup de sang, qui a des habitudes d'ivrognerie. Je ris, tant c'est bête!

Henri

Vous me confondez, bonnement.

Monsieur Vernet

C'est drôle!

Madame Vernet

J'achève. Répondez-moi, sincères! À chaque instant, je suis obligée de l'appeler, de courir après elle, pour compter le linge, m'aider au ménage. Marguerite devient stupide. Un détail encore! Hier, à déjeuner, je vous ai donné un coup de serviette sur la tête en vous disant: «Faites donc couper votre barbe! vous êtes horrible à voir!»—«Je ne trouve pas!» a dit

Marguerite sournoisement, le nez dans son assiette. L'avez-vous entendue? Mes bras en sont tombés.

Monsieur Vernet

Un mot! Ou ce que tu nous racontes est faux, et tu chantes, ou c'est vrai, et dans ce cas, qu'importe? Henri est un honnête homme.

Madame Vernet

Il ne s'agit pas de Monsieur Henri. Il n'est pas en danger. Il a ce qu'il faut pour se défendre. Il ne m'a pas chargé de le surveiller, et il pourrait me faire sentir poliment mon indiscrétion. Je ne songe qu'à cette petite Marguerite, qui sans s'en douter, la pauvre! s'est peut-être je le crains! hélas! irrémédiablement compromise.

Monsieur Vernet s'épanouit au clair de lune. Une idée lui est venue dont il nous fait part:

—«Si Marguerite est compromise, nous les marierons. Mon gaillard, répondez!»

Je m'en garde, et me dandine gauchement.

Madame Vernet

Victor, on ne peut pas parler gravement avec toi.

Elle s'appuie du coude au banc, boudeuse.

Monsieur Vernet

Pour l'âge et la taille, ils iront. Je les vois descendant les marches de Saint-Augustin. Marguerite a de la fortune pour deux.

Madame Vernet

Heureusement Monsieur Henri a de la fierté.

Elle vibre comme en communication avec une pile et se tourne de mon côté, afin que je reçoive l'éloge en plein visage.

Monsieur Vernet

N'apporterait-il pas son talent, son avenir?

Madame Vernet

Si tu crois qu'il faut à Monsieur Henri une femme de ce genre!

Monsieur Vernet

Elle en vaut une autre.

Madame Vernet

Est-ce qu'elle le comprendrait? Comme corps, c'est un paquet; comme intelligence, tranchons le mot, c'est une bûche.

Monsieur Vernet

Je te trouve sévère; mais il est certain que si tu la déprécies, tu en dégoûteras Henri.

Je me balance toujours en ricanant, et j'attends que quelqu'un de bonne volonté me souffle une réponse, dépité parce que je dois refuser le gâteau qu'on m'offre.

—«Venez à mon secours!» dis-je à Madame Vernet.

—«Véritablement, dit-elle à Monsieur Vernet, vous me stupéfiez par votre légèreté. Vous jetez votre nièce dans les bras de Monsieur, et j'en rougis pour vous. Je m'étonne que vous osiez employer ce procédé devant moi.»

Monsieur Vernet

Ne te fâche pas. On ne peut plus rire?

Madame Vernet, qui s'était levée dans son indignation, se rassied, et, les mains jointes:

—«Pauvre petite Marguerite!» dit-elle avec un commencement de sanglot.

Monsieur Vernet

Est-ce qu'elle va pleurer? Mais, Blanche, tu sais que je ne veux pas te contrarier.

Il lui prend les mains. Elle les retire, se tord les bras et se renverse en arrière.

Monsieur Vernet

Ce n'est rien: ne perdons pas la tête, ne perdons pas la tête!

Il la perd, car on dirait d'une femme qui se trouve mal qu'elle se meurt.

Comme c'est «ma première crise», je me demande ce qu'il faut éprouver.

—«Voulez-vous que j'aille chercher de l'eau?» dis-je.

Monsieur Vernet

Restez plutôt. Empêchez-la de se briser contre les murs. Je crois qu'elle a un flacon dans son sac de voyage.

Il nous laisse.

Madame Vernet enfonce ses ongles dans son corsage pour le délivrer, mettre à l'air sa poitrine, que la dyspnée enserre. J'écarte ses bras, qui se referment, et je l'appelle haut: «Madame! Madame!» et bas: «Ma chérie!»

—«Je vous en supplie, dit-elle, bien que vous soyez libre et que je n'aie aucun droit sur vous, montrez-vous plus retenu, plus réservé, plus froid avec Marguerite!»

Henri

Je voulais détourner les soupçons.

Madame Vernet

Non, non. Vous allez trop loin.

Comme je me penche sur elle pour mieux entendre:

—«Vous aurez votre récompense!»

Monsieur Vernet apporte le flacon.

Madame Vernet

Inutile—pas besoin—rentrons!

Monsieur Vernet

Il faudra l'emporter.

Madame Vernet

Je marcherai seule, la main sur ton épaule, mon ami.

Elle essaie de se dresser et retombe de nouveau, sanglotant à petit bruit.

Monsieur Vernet

Il faut absolument l'emporter: le moindre effort l'achèverait.

Henri

Je suis de votre avis.

Il la soulève par les épaules. Je prends les pieds, et je ramène, par pudeur, la robe jusqu'aux chevilles.

Monsieur Vernet

Doucement.

Henri

Soyez tranquille.

En cane, presque assis, le premier, je descends l'escalier à reculons, avec un temps d'arrêt à chaque marche. Monsieur Vernet vient ensuite, et de ses bras robustes supporte le précieux fardeau. Nous n'allons pas vite, mais nous maintenons le corps en pente, les pieds plus bas que la tête. C'est l'essentiel. Madame Vernet pleure faiblement, continûment.

Monsieur Vernet

Prenez garde.

Henri

N'ayez pas de crainte.

Pour monter à la chambre, nous changeons de position. À son tour, Monsieur Vernet marche à reculons. Il fait nuit, mais les tournants de l'escalier nous sont connus. Enfin nous arrivons sur le palier. La lune nous éclaire maintenant. Monsieur Vernet remplace une de ses mains par un genou, ouvre la porte, et nous déposons Madame Vernet sur le lit. Elle pleure toujours et se laisse faire.

Henri

Faut-il allumer une bougie?

Monsieur Vernet

Pourquoi?

Il a raison: la lune entre par les deux fenêtres à flots lumineux, et blanchit nos visages.

Monsieur Vernet

Aidez-moi.

Il défait le corsage. Je délace les bottines. Au corset, M. Vernet s'embrouille et le coupe.

Henri

Faites attention.

Monsieur Vernet

Il n'y a pas de danger.

Je glisse les bottines sous le lit.

—«Couchons-la ainsi,» dit Monsieur Vernet, pris d'une hésitation soudaine.

Tandis qu'il soulève Madame Vernet, je tire la couverture.

Monsieur Vernet

Elle dort déjà.

En effet, Madame Vernet a les yeux fermés, mais des larmes luisantes filtrent au bord des paupières.

Henri

Et vous, qu'allez-vous faire?

Monsieur Vernet

Je ne veux pas la déranger: je passerai la nuit dans ce fauteuil.

Harassé, «tout patraque au moral et au physique», il s'y laisse tomber.

Henri

Voulez-vous que je veille avec vous?

Monsieur Vernet

À quoi bon? c'est fini. Allez-vous coucher.

Je jette un dernier coup d'œil, et, à pas de loup, marchant sur les rayons de lune comme sur la queue d'une robe de mariée, je ferme les rideaux des fenêtres, puis, dans l'ombre:

—«Bonne nuit, Monsieur Vernet!»

Monsieur Vernet

Bonne nuit, Henri, et merci.

Henri

Oh! de rien.

LI

DERNIÈRE SÉANCE

J'ai promis d'être froid. Je fais de grands efforts quand nous entrons au bain. Je m'éloigne de Marguerite, le corps en arc, pour lui donner la main, et nos bras tendus forment pont. Dès qu'elle caracole de droite et de gauche, je l'apaise d'une pression de doigts. Je connais mon élève dans les coins. Avec quelques défauts, c'est une belle fille, et, comparée à la sienne, mon académie est bien vulgaire. Elle pose ses pieds nus sur les galets sans pousser de petits cris. Elle n'a pas le cou-de-pied fort, mais la mobilité des doigts me divertit. Ils lui obéissent. Elle les ouvre, les ferme, lève celui-ci et tient les autres baissés, prend un caillou au fond de l'eau et le rejette sur le rivage, en un mot, les fait manœuvrer comme des doigts de main. C'est très curieux.

Elle offre d'autres particularités. Mon toucher, dans ses promenades, découvre des choses! Je m'instruis en palpant.

Comme le costume de Marguerite se divise en deux, ma main se glisse entre la veste et le pantalon. Des vertèbres ressortent dont je sens les nodosités.

—«Mais creusez donc les reins!» lui dis-je.

Elle me répond, la bouche pleine d'eau:

—«Peux pas plus!»

Je pèse sur l'épine, vainement. Sa colonne vertébrale est ainsi. Avec un plaisir qui se renouvelle, je constate, chaque matin, la présence de ces «éminences osseuses», dirait un anatomiste.

Je retourne Marguerite sur le dos. Autre surprise! De son ventre s'échappent des espèces de borborygmes voulus. Je veux dire que ces grondements se produisent à mon commandement, pour mon plaisir.

—«Comment faites-vous?»

—«Sais pas!» dit-elle.

—«Faites voir encore.»

—«Voilà!»

Et par un simple mouvement des hanches, elle déplace en elle comme une masse d'eau roulante, dont les sonorités vibrent à mon oreille collée sur l'eau, agréables, presque musicales.

—«Mademoiselle, je réclame le jeu du coude.»

Il consiste à ployer le bras, indifféremment, du côté de la saignée et en sens inverse. La charnière est mobile en dedans et en dehors. Cette dislocation m'impressionne, et je crie:

—«Assez! assez!»

comme les gens nerveux qui voient faire du trapèze volant dans un cirque.

La vague est méchante ce matin. Marguerite se serre contre moi. Le flot l'affole comme si on lui donnait le fouet avec une serviette mouillée. Elle sursaute, et des mains s'accroche à mes épaules. Il me faut la renverser sur l'eau et l'y maintenir, penché sur elle, haletant, la cuisse sous ses reins. La séparation du costume est abolie. C'est sa chair que je sens adhérente à la mienne, et nos membres nus se croisent.

Ce que fait ma main, je ne le sais plus! À l'approche d'une vague, je porte Marguerite dans mes bras, et la vague nous roule.

Des goëmons, des herbes jaunes, des débris, des bavures de mer flottent autour de nous. J'éprouve une joie à compromettre une vierge! L'homme quelconque qui la possédera plus tard, croyant être le premier, ne viendra qu'après moi. Il aura le reste, si peu, que s'il savait quelle a été ma part, il ne voudrait plus de la sienne. J'étreins une belle fille élastique et tendre, et flambant, en sueur, je redoute une congestion cérébrale.

—«Vous allez vous noyer!» crie Madame Vernet, qui prend un bain de sable. La plage s'émeut. Mes yeux brouillés, piqués de sel, la voient confusément s'agiter. Il me semble en outre que nous sommes au milieu d'un orage de vagues électriques, phosphorescentes. Elles moutonnent, s'entrechoquent, se brisent en claquant, et nous jettent dans les oreilles, dans la gorge, leurs éclaboussures écœurantes. L'une d'elles, l'écume en avant, chien furieux qui montre ses dents, fond sur nous. C'est exaspérant ce corps-à-corps. Les curieux ont formé cercle et attendent un naufrage. Monsieur et Madame Vilard se réchauffent sous un même peignoir et nous suivent d'un regard de langueur. Enfin titubant, comme empêtré d'ouate, j'entraîne Marguerite, et nous nous sauvons à notre cabine.

Contigus, nos deux compartiments communiquent par le haut. Grelottant de fièvre plus que de froid, les dents chantantes, je veux, à la force des poignets, me hisser pour voir. Mais mon front dépasse à peine les planches de séparation que Marguerite crie:

—«Ne me regardez pas, vous savez, vous!»

Encore! Quelle petite bête! Je saute sur le plancher, j'ouvre violemment la porte, et avec un balai de varech, je rassemble soigneusement, en tas, le gravier épars dans ma cabine, et je le pousse dehors, sans hâte, très calme, tout à ce que je fais. J'espère donner le change.

Rhabillés, nous nous couchons sur le sable. Le spectacle est terminé. C'est l'instant où les costumes tordus pleurent toutes les larmes de leurs corps. Des mains jonglent, jouent aux osselets avec des pierres polies. Les corps s'imprègnent de soleil et de paresse. Tout à l'heure, le sang aux yeux, je voyais rouge. Ces gens dansaient frénétiques, en rut. Les voilà au repos, et je goûte une tranquillité profonde.

J'ai mes crises comme vous, Madame Vernet, mais j'en viens à bout. C'est fini, ne vous fâchez pas.

Ne vous fâchez pas, Marguerite. La tentation a été forte. Je me suis cru en partie fine, dans une baignoire. Mais vous avez de la chance: je suis un brave garçon.

Ne vous fâchez pas non plus, Monsieur Vernet: je respecte tout ce qui vous est cher. De quelque côté que j'aille, il y a danger. J'aime beaucoup votre femme et votre nièce, mais mon bras paralysé refuse d'atteindre au bonheur. Je fais un rêve, et je me dis: «Cette fois, ce n'est pas un rêve!» et toujours c'en est un.

On déserte la plage; des clefs grincent dans les serrures rouillées; des gens qui souffrent disent: «J'ai faim! le bain creuse», et s'en vont à pas lents, emportent leur appétit, objet fragile, et tremblent qu'il n'échappe.

Nous revenons à la maison, par le petit mur qui endigue la plage; je marche derrière mes amis et je porte les ombrelles. La chevelure de Marguerite est répandue sur ses épaules, si épaisse qu'elle ne cesse pas d'être mouillée durant la saison. Il s'en dégage une odeur indéfinissable, un peu de flaque de rocher qui s'évapore au soleil, et même un peu de boue. Je soupèse les tresses légèrement gluantes, et, quand Madame

Vernet se retourne, je mets ma main dans ma poche ou derrière mon dos avec la rapidité d'un pick-pocket surpris et qu'on offense.

LII

LE DEMI-VIOL

La bêtise est faite. En cinq minutes j'ai stérilisé les efforts patients de plusieurs mois; ma place était en ciment: Monsieur Vernet, de son aveu, ne pouvait plus se passer de moi; j'ornais l'esprit de Madame Vernet comme un jardin anglais, et son cœur était plus rempli qu'un colombier de roucoulements; Marguerite m'amusait: j'ai cassé le joujou. On va me gronder, éclater, et je courberai bas ma tête.

Comment ai-je fait mon compte? Ma faute m'humilie comme une faute de style; je me trouve imbécile, grossièrement attrapé.

C'est le jour des Régates, la grande fête de Talléhou. Les mortiers ont tonné. Les marins sortent de l'armoire d'extraordinaires chapeaux hauts de forme, qu'ils portent aux premières communions, aux mariages, et parfois le dimanche quand la pêche de la semaine a été bonne. Les vieilles femmes ont des journaux neufs pour se garantir du soleil. Les mâts agitent leurs drapeaux. On va lancer à la mer le canot de sauvetage. Le brigadier de la douane mettra en joue le fusil porte-amarre. Des courses auront lieu de nageurs, de voiliers, de canards, en sac, à dos d'âne. Des gymnasiarques feront le soleil et des tas de résine également espacés sur la jetée, attendent que la nuit vienne. Talléhou fait briller ses maisons blanchies par le sel de mer.

Nous avons invité à déjeuner les pêcheurs Cruz. La femme ne touche à rien. Le mari mange sans s'arrêter. Il a mis sa serviette par terre.

—«Mais c'est pour vous!»

—«Jamais je m'en sers et je veux pas la salir!»

—«Tais-toi, grand niais!» lui dit sa femme.

Elle a enfoncé la corne de la sienne dans sa gorge, et, le bout des doigts sur la table, elle se tient raide comme une chaise, le nez remuant, les yeux en têtes d'épingle. Cruz taille au creux de son pain de petits cubes de mie qu'il trempe dans sa sauce, et qu'il y tourne longuement, entêté au nettoyage de son assiette.

—«Finis donc, mal éduqué!» lui dit sa femme. Elle sait que dans le grand monde on ne vide pas son verre et qu'il faut laisser de la viande après les os.

Quand on veut changer l'assiette de Cruz, il proteste, et la plaque sur son estomac.

—«Non, non. Elle est point sale. Ça vous donnerait de l'embernerie!»

—«Qu'est-ce que ça te fait? lui dit sa femme: c'est pas toi qui les laveras!»

Elle donne la sienne sans regret et essuie avec son tablier celle qu'on lui rend.

Cruz dépose une pincée de sel sur la nappe, l'écrase par habitude, bien que ce soit du sel fin, et passe dessus, comme des langues, une à une, ses feuilles de salade.

—«Guettez, guettez le salaud!» dit sa femme, qui tâche de piquer un morceau de beurre avec sa fourchette.

—«Il faut que je vous en envoie une rognure», dit Cruz en se levant.

—«Vas-tu t'asseoir, effronté!» crie sa femme.

Mais lui, qu'incline de droite et de gauche le poids de la nourriture et du vin:

—«Tu chanteras la tienne après!»

Il commence d'une voix endormie, les yeux baissés, bat la mesure du pied, du coude, avec son couteau, triste, triste, et s'arrête, démâté, vent debout, perdu au milieu des mots, en plein air, mais têtu.

—«Allons préparer les lanternes», dis-je à Marguerite.

On nous a chargés de ce soin. Au bout de l'escalier, je lui donne la main, ainsi qu'à une fiancée. Elle entre dans ma mansarde. Elle n'y est jamais venue, ouvre mes livres, s'assied à ma table et trouve qu'elle ne pourrait pas écrire «droit» avec un pareil porte-plume. Le mauvais cidre me porte à la tête. Je vais accomplir, en inconscient, quelque chose de malpropre et de banal. Je ne prononce pas une parole. Marguerite ne recule pas. Sans l'effarement de ses yeux, le feu de ses joues, je la croirais indifférente. Elle me rend mes baisers par politesse peut-être ou par peur. Elle obéit et subit. Elle m'embrasse, comme au bain elle arrondissait les bras, à mon

ordre. Ce n'est d'abord pour elle que la continuation de mes attouchements. Je glissais ma main dans l'ouverture de son costume, et voilà que je la porte sur le lit, la couche, la dévêts. Elle ne sait pas; je vous dis qu'elle ne sait pas! Elle attend et tremble un peu. Pourquoi ai-je commencé?

Quel est cet appétit de chair qui m'a pris soudain et qui s'en va avant d'être satisfait? Que de fois, quand j'errais, les pieds fatigués, sur les trottoirs, indécis, le sang chaud, accroché à des filles comme à des buissons, il m'est arrivé d'en prendre une sans examen, par coup de tête, et de le regretter aussitôt! Je la suivais, parce que je n'osais pas retourner en arrière, sous les regards de tous, et, monté, je serais parti tout de suite, si elle avait voulu me rendre mon argent.

Pauvre Marguerite! nous sommes lugubres. Semblable à une bête sacrifiée, elle me regarde avec une expression d'étonnement navrante. Elle n'est plus la forte fille des empoignements athlétiques, des courses désordonnées. Elle est un tout petit enfant que je brutalise.

Au début, la douleur la fait crier:

—«Que j'ai mal! que j'ai mal!»

J'appuie deux doigts sur sa bouche. Je ne pensais pas qu'elle pût souffrir réellement, et je me rappelais des viols de littérature dont les victimes s'aperçoivent à peine. Quelques-unes disent: «Maman!» et c'est tout.

Le lit se trouve près de la fenêtre. En levant la tête, je vois le jardin. Monsieur et Madame Vernet sont accoudés à la barrière et font avec le maire des projets d'illuminations.

Marguerite pousse un cri si inattendu que je n'ai pas le temps de le rabattre avec la main, comme on ferme sur un oiseau la porte d'une cage.

—«Tu souffres donc?»

Elle est pâle à m'épouvanter. Oh! la résistance de cette chair tendre! J'ai honte de mon inexpérience, comme un interne qui fait sa première opération sur un corps vivant, avec des outils qui ne coupent pas.

—«Je n'en peux plus! crie Marguerite. Vous voulez donc me tuer?»

Elle ne me repousse pas, mais se crispe, se tord.

C'est trop, je me rends aussi, moi, je me retire. Entendez-vous? lâchement, je me retire!

Les gros yeux doux de Marguerite me remercient. J'ai près d'elle l'embarras d'un domestique qui a laissé tomber un bibelot de saxe et oublie de le ramasser.

La chère petite n'est pas brisée.

—«Souffres-tu encore?»

—«Oh non!»

—«Tu ne m'aimes donc pas?»

—«Oh si!»

—«Voudras-tu être ma femme?»

Il est un peu tard pour lui parler de mon amour, «après», en lui préparant un verre d'eau sucrée.

On entend la voix de Monsieur Vernet:

—«Et ces lampions!»

Tandis que j'en arrange:

—«Ce doit être mal, ce que nous avons fait là!» me dit Marguerite, comme l'autre.

—«Non, on ne fait rien de mal avec son mari. Seulement, ne le raconte à personne!»

—«À personne, jamais, c'est juré!»

—«Essuie tes yeux, vite.»

Car, tout de même, nous pleurons. Je pleure avec elle, comme avec l'autre. Mon cœur de pique-assiette s'emplit et se vide ainsi que les gobelets des fontaines publiques.

LIII

ANIMAL TRISTE

Le bateau glisse sous l'impulsion régulière de ma godille, loin du bruit de la fête. Un pêcheur qui vient de poser ses claies pour la nuit me crie:

—«Dépassez pas les balises! y a du courant. Vous pourriez point revenir!»

Les bouées blanches ou noires tirent sur leurs chaînes qui grincent. Au bout d'une balise, un cormoran endormi digère.

Qu'est-ce que j'aurais de mieux à faire?

Gagner le large? me perdre?

Combien de temps Marguerite se taira-t-elle? Si elle parle, quel scandale! Sans doute, elle ne peut plus appartenir qu'à moi. Je suppose que Monsieur Vernet dise:

—«C'est un garçon un peu pressé!»

Madame Vernet dira:

—«C'est un misérable!»

Donne-t-on sa nièce à un misérable qu'on aime peut-être? Enfin je ne me sens pas du tout mariable. Des transes couleur de rouille s'amoncellent en mon esprit et j'appréhende l'orage. Je frôle des rochers qui portent des noms redoutables. Depuis l'éternité qu'ils sont là, chacune de leur pointe a peut-être troué un ventre de barque. Parfois un choc me déséquilibre, jette ma godille à l'eau. Je mouille mon front, mes tempes, et mon envie se passe de m'égarer sur la mer. J'ai l'œil sur les balises, prêt à virer de bord.

Des mouettes effarouchées s'éparpillent dans l'air comme des papiers.

Je fais des projets et m'arrête à celui dont la banalité me garantit la réussite. Mon bateau, plus léger, retourne au port. Je fouille du plat de ma godille l'eau résistante. Un peu étourdi par le balancement, je me récite des vers, et, n'ayant rien de bon à me dire, je demande à mes poètes préférés de penser et de parler pour moi.

La vague s'amincit, le bateau oscille à peine. Mon cœur, un instant soulevé de dégoût, retombe et se repose.

LIV

LE DÉPART

Montrant ma fausse dépêche, j'ai dit à Madame Vernet:

—«Peut-être reviendrai-je dans deux ou trois jours. En tout cas, à Paris!»

Et à Marguerite:

—«Attends-moi! silence!»

Mes amis me reconduisent à la gare. Seul, Monsieur Vernet a gardé sa présence d'esprit. Il s'occupe de ma malle et prodigue les recommandations pour le trajet.

—«Je prends les devants!» dit-il.

Silencieusement, nous longeons le port. Parfois un soupir s'exhale. Je regarde obliquement les choses que je quitte, les barques bercées, les bouées flottantes, le ressac de la mer, les vieux marins assis autour du bateau de sauvetage et dont les yeux continuellement secrètent la chassie. À la gare, Monsieur Vernet me remet un billet de première. Je veux chercher dans ma poche.

—«Laissez, je vous prie!»

—«Oh! Monsieur Vernet!»

—«Vous me remercierez en nous revenant le plus tôt possible!»

Il ajoute, comme je serre le billet entre les feuillets d'un calepin:

—«Moi, je fixe toujours le mien à mon chapeau. Je n'en ai jamais perdu, et c'est plus commode pour le contrôleur. Ah! j'oubliais votre bulletin!»

Il va et vient à grands pas, donne des avis, interpelle, s'agite sans parvenir à nous communiquer son entrain. Nous sommes arrivés trop tôt, et, comme chacun tient à garder ses pensées pour soi, il nous faut lire les affiches, les arrêtés, nous promener devant le petit jardin de la gare, fleuri de réséda.

Enfin le mécanicien dit:

—«Je vais chercher le cheval!»

Le cheval vient joyeux, siffle bruyamment, fait sous lui, dans ses roues, une fumée blanche qui monte et l'enveloppe.

—«Vous avez le temps!» dit un employé.

Des paniers de congres se rangent encore dans le wagon de marchandises, et de petites corbeilles d'osier, berceaux minuscules où des homards, des brèmes, des poissons délicats dorment sur un lit de fenouil frais.

Une femme accourt et fait des signes. C'est toujours la même chose donc? Plus le chef de gare attend, plus les expéditeurs se font attendre, et le meilleur moment est le dernier.

Ils n'en finiront pas. Je voudrais un arrachement brusque. On me tiraille avec des précautions superflues et des reprises douloureuses une épine enfoncée profondément.

Je monte, pour prendre un coin, dans mon compartiment de première, enclos, à l'économie, entre deux de secondes.

—«Pressez pas!» dit l'employé.

Ah! je m'attellerais au wagon!

—«Marguerite voudrait embrasser son professeur», me dit Monsieur Vernet.

—«Je n'osais pas le demander!» dis-je en descendant. Marguerite me rend mon baiser sur les deux joues, en camarade, en fiancée tranquille.

—«Il faut que je vous embrasse aussi, Monsieur Vernet!»

—«Roublard! pour embrasser ma femme ensuite! Blanche, laisse-toi faire!»

—«M'aimes?» murmure-t-elle si bas que je devine le mot à peine distinct de son haleine, et je souffle entre mes dents:

—«Oui!»

—«Messieurs les voyageurs, en voiture!» crie l'employé, qui donne toute sa voix en notre honneur.

Par la portière, que Monsieur Vernet tient à fermer lui-même, nous échangeons de longs regards. Marguerite est rose, Madame Vernet un peu

THE LITTLE BOOK OF DOCTORS' RULES

CLIFTON K. MEADOR, MD

EBD
EMBASSY BOOKS
www.embassybooks.in